KB152211

II 대동맥 · 뇌 · 말초혈관 편

100세 시대
두근두근
심장혈관이야기

심장 혈관 질환의 원인부터 치료방법과 관리 및 예방법까지
당신이 전혀 몰랐던 심장혈관에 관한 모든 것

사단법인 심혈관연구원

군자출판사

100세 시대 두근두근 **심장혈관**이야기_ ② 대동맥·뇌·말초혈관 편

첫째판 1쇄 인쇄 | 2016년 3월 25일
첫째판 1쇄 발행 | 2016년 4월 1일
첫째판 2쇄 발행 | 2018년 1월 3일

지 은 이 　심혈관연구원 (강웅철, 고영국, 김원호, 박상민, 원호연, 최동훈)《가나다 순》
　　　　　연세의대 심혈관연구소

발 행 인 　장주연
출 판 기 획 　조은희
편집디자인 　박은정
표지디자인 　이상희
일 러 스 트 　김경렬
발 행 처 　군자출판사(주)
　　　　　등록 제 4-139호(1991. 6. 24)
　　　　　본사 (10881) **파주출판단지** 경기도 파주시 회동길 338(서패동 474-1)
　　　　　전화 (031) 943-1888　팩스 (031) 955-9545
　　　　　홈페이지 | www.koonja.co.kr

* 파본은 교환하여 드립니다.
* 검인은 저자와의 합의 하에 생략합니다.

ISBN 979-11-5955-030-0
　　　978-89-6278-970-6(세트)

정가 15,000원

100세 시대
두근두근 💗
심장혈관이야기

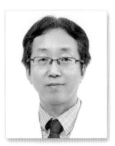

강웅철 선생님

연세대학교 의과대학 졸업
연세의대 내과학 교실 강사 및 심장혈관 병원 전임의
클리블랜드 클리닉 혈관센터 Research Scientist
(현) 가천대학교 길병원 심장내과 부교수 및 심혈관중재실장

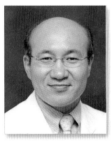

고영국 선생님

독일 본대학교 의과대학 졸업 의학사, 의학박사
연세대학교 의과대학 세브란스병원 Intern 수료
연세대학교 의과대학 세브란스병원 내과 Resident 수료
미국 Duke University Medical Center 심장내과 Research Fellow
(현) 연세대학교 의과대학 내과학교실 심장내과 교수

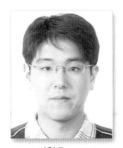

김원호 선생님

연세대학교 원주의대 졸업
연세대학교 의과대학 세브란스병원 전공의 (내과)
연세대학교 의과대학 세브란스병원 연구강사 (심장내과)
을지대학교 의과대학 을지대학병원 심장내과 교수
(현) 미국 Cardiac & Vascular Institute (MCVI) of Baptist Health South
     Florida (BHSF) 연수

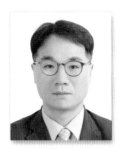

박상민 선생님

세브란스병원 심장혈관병원 임상강사
연세대학교 의과대학원 박사과정
서울성애병원 심장내과 전문의
(현) 한림대학교 춘천성심병원 순환기내과 조교수

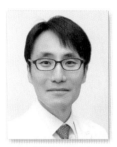

원호연 선생님

연세대학교 의과대학 의학과
연세대학교 의과대학 의학박사
세브란스병원 내과 전공의
세브란스병원 심장내과 전임의
(현) 중앙대학교병원 순환기내과 조교수

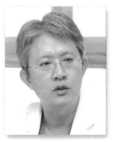

최동훈 선생님

연세대학교 의과대학 졸업
연세대학교 세브란스병원 심장내과 조교수
연세대학교 의과대학 박사 졸업
연세대학교 세브란스병원 심장내과 교수
(현) 세브란스병원 심장내과 과장

♥ 머리말

    심장병은 주로 구미 선진국과 경제개발이 급속도로 진행된 우리 나라를 비롯한 개발도상국에서 높은 발병률을 보이기에 일반적으로 '풍요의 질병'이라고 일컫습니다. 심장병은 생활 습관과 깊은 연관이 있으며, 관상동맥 등에 악영향을 주는 콜레스테롤을 많이 함유한 육류와 고지방질 음식 위주의 식단으로 인한 비만, 흡연, 운동 부족 등이 대표적 위험인자입니다.

    우리 나라 주요 사망원인 질환 제 1위인 암에 이어 제 2위로 심장 및 뇌혈관계 질환이 꼽히는 것도 무리가 아니며 평균 수명 연장에 따라 심장 혈관 질환 환자는 그 수가 꾸준히 증가하고 있어 개인은 물론 사회적인 부담도 커지고 있습니다.

    그 동안 말초혈관 질환은 심장병에 비해서 관심과 인지도가 상대적으로 낮아서 질병을 조기에 발견하고 치료하는 경우가 낮았습니다. 죽상동맥경화증이나 혈전 등에 의해 상지나 하지 근육에 충분한 혈액이 공급되지 않아서 발생하는 질환을 말초혈관 질환이라고 합니다. 혈관조영술 검사를 통하여 말초혈관 질환을 관찰한 국내 연구에 따르면 말초혈관 질환 환자의 약 40%에서 관상동맥협착 소견이 있었고, 약 30%에서 뇌로 가는 경동맥 협착이 동반되었습니다. 말초혈관 질환의 진단이나 치료가 제대로 이루어지지 않는 경우에는 심뇌혈관 질환으로 인해 높은 사망률을 보이게 됩니다.

이 책자는 말초혈관 질환에 대한 일반인 및 의료인들의 기본적인 이해를 돕고자 만들어 졌습니다. 즉 말초혈관 질환이 무엇인지, 말초혈관 질환을 일으키고 나쁘게 하는 위험 인자가 무엇인지, 말초혈관 질환을 진단하는데 제일 중요한 증상에 대해서 기술하였습니다. 특히 전형적인 증상과 비 전형적인 증상이 무엇인지, 다리 혈관 맥박을 통한 선별 진단법, 다양한 최신 치료 방법, 그리고 무엇보다도 중요한 지속적인 관리와 예방법 등이 자세하고 알기 쉽게 설명되어 있습니다.

"100세 시대 두근두근 심장혈관 이야기 II 말초혈관 편"은 심장병 위험 인자에 노출이 많아지면서 뇌졸중, 대동맥 질환, 하지 동맥 질환 등 말초혈관 질환을 앓고 있는 현대인들에게 반드시 필요한 책자라고 생각됩니다.

부디 잘 읽어보시고 100세까지 건강한 삶을 유지하시기를 기원합니다.

저자들은 대표하여
세브란스병원 심장내과 과장 **최동훈**

❤ 목 차 ———————————————————

머리말

III ⠿ 말초혈관 질환의 관리

– 건강한 다리 혈관 만들기 .... 강웅철

목 차

⫸ 더 알아볼까요?

100세 시대 두근두근 심장혈관이야기

②대동맥 · 뇌 · 말초혈관 편

I.

말초혈관 질환의 원인과 진단

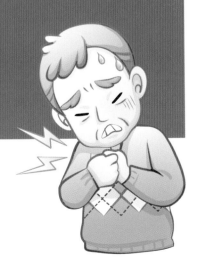

01 정의

　심장에서 연결되어 나오는 대동맥이 나무를 지탱하는 큰 줄기라고 하면, 팔 다리로 연결된 동맥들은 나뭇가지에 비유 할 수 있습니다. 우리 몸속의 여러 기관에는 무수히 많은 혈관들이 온 몸에 펴져 있는데 이를 말초혈관이라고 부릅니다. 말초혈관 질환이란 죽상동맥경화증이나 혈전 등에 의해 상지나 하지 근육에 충분한 혈액이 공급되지 않아서 발생하는 질환입니다.

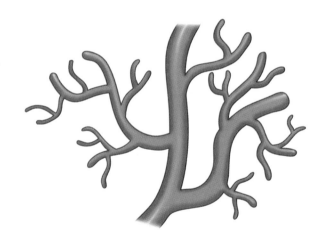

| 말초혈관 |

02 원인

　말초혈관 질환의 원인은 90% 이상이 동맥경화증입니다. 그 외에도 혈관의 기형, 혈관의 염증, 혈액이 응고되는 혈전, 근육인대나 근육에 의해 혈관이 압박되는 포획증후군, 또 사고로 인한 혈관 손상 등이 드물게 말초혈관 질환의 원인이 될 수 있습니다. 따라서 대부분의 경우에 동맥경화증의 위험 인자들이 말초혈관 질환의 위험 인자라 할 수 있습니다.

　동맥은 우리 몸에 산소와 영양분을 공급해주는 매우 중요한 혈관으로 수도관과 같은 역할을 합니다. 쉽게 말해서 동맥이 딱딱해지고 두꺼워지는 현상을 동맥경화증이라고 합니다. 동맥경화증의 진행과정을 보면 고혈압, 흡연, 콜레스테롤, 당뇨병으로 인해 일차적으로 동맥 내막에 손상이 발생한 후 동맥벽 내에 콜레스테롤이 쌓이고 염증이 생기면서 동맥벽이 두꺼워지게 되고, 결국에는 혈관 안쪽으로 돌출하게 되는데 이를 죽상경화반이라고 합니다. 이런 죽상경화반이 점점 커지게 되면 혈관의 내경이 좁아져 혈액의 흐름에 장애가 되거나 혈관이 막히게 됩니다. 이러한 동맥경화증 현상이 심장 동맥(관상동맥)에 나타나면 협심증 또는 심근경색, 뇌혈관에 나타나면 뇌졸중, 그리고 하지 동맥에 나타나면 말초동맥질환 증상을 유발합니다.

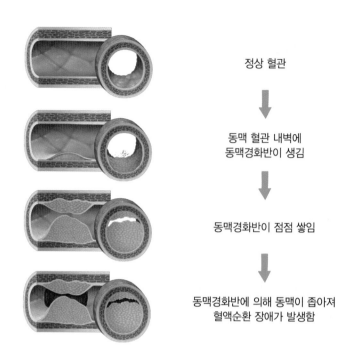

정상 혈관

⬇

동맥 혈관 내벽에
동맥경화반이 생김

⬇

동맥경화반이 점점 쌓임

⬇

동맥경화반에 의해 동맥이 좁아져
혈액순환 장애가 발생함

│ 동맥경화증의 진행 │

　여러 동맥경화증의 위험 인자들 중에서도 특히 흡연, 당뇨병, 고령, 남성이 말초동맥질환의 발생과 더 밀접한 연관이 있는 것으로 알려져 있습니다. 흡연의 경우 말초동맥질환의 위험이 2~5배 증가하고, 당뇨병 환자의 경우 위험이 3~4배 증가합니다.

위험요인	상대적 위험도
흡연	2.0 ~ 5.0 배
당뇨병	3.0 ~ 4.0 배
고혈압	1.1 ~ 2.2 배
이상지질혈증	1.2 ~ 1.4 배

│ 말초동맥 질환의 위험 요인과 상대적 위험도 │

03 진단

1) 하지 동맥 폐쇄에 따른 증상

하지 동맥이 점차 좁아지거나 막히게 되면서 나타나는 전형적인 증상은 가만히 있으면 증상이 없지만 걸으면 걸을수록 주로 종아리(혈관이 막힌 부위에 따라 허벅지, 엉덩이 부위까지)에 쥐가 난 것처럼 땅기고 아픈 증상이 나타나고 쉬면 통증이 사라지는 간헐적 보행곤란증입니다. 혈관이 막힌 정도가 심할수록 혈액 공급에 차질이 생겨 통증 없이 걸을 수 있는 보행 거리가 짧아집니다. 그 외의 증상으로는 다리가 차고 하지 동맥질환이 오래된 경우에는 다리의 털이 잘 자라지 않거나 느리게 자라고 발톱은 두껍고 변형된 모양을 보일 수 있습니다. 또 근육이 위축되어 다리 굵기가 상대적으로 가늘어집니다.

증상이 심한 경우에는 가만히 있어도 다리가 아플 수 있고 피부색이 창백해지거나 붉게 변하며, 발가락과 같은 말단부위의 조직이 괴사되어 검게 변하거나 염증이 동반된 상처가 생길 수 있습니다. 또한 여러 이유에서 발생한 상처가 2주 이상 잘 아물지 않습니다.

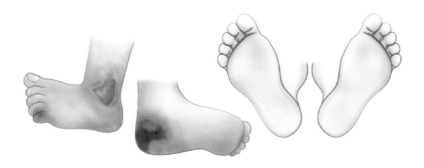

| 청색증과 조직 괴사 |

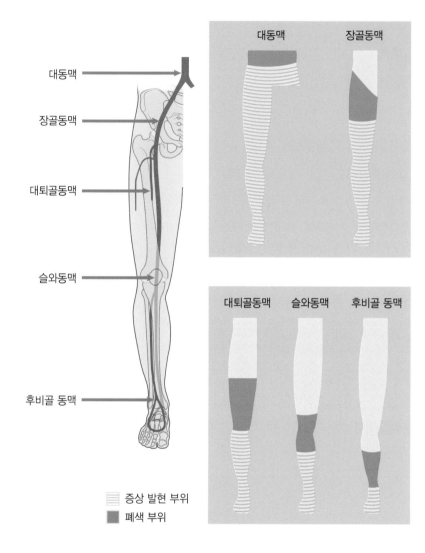

대동맥

장골동맥

대퇴골동맥

슬와동맥

후비골 동맥

| 대동맥 | 장골동맥 |

| 대퇴골동맥 | 슬와동맥 | 후비골 동맥 |

증상 발현 부위
폐색 부위

| 하지동맥 폐쇄 위치에 따라 증상이 나타나는 부위 |

2) 하지 동맥 맥박 촉지를 통한 진단

쉽게는 대퇴(femoral), 슬와(popliteal), 후비골동맥(posterior tibial artery), 족배부(dorsalis pedis) 부위에 맥박이 만져지는지 여부와 맥의 강도로 하지 동맥의 심한 협착이나 폐쇄가 있는지를 가늠할 수 있습니다. 맥박의 강도를 양측 하지와 비교해보고 또 손목 동맥과도 비교해보면 상대적으로 약한 하지에 동맥 협착 또는 폐쇄를 의심해볼 수 있습니다.

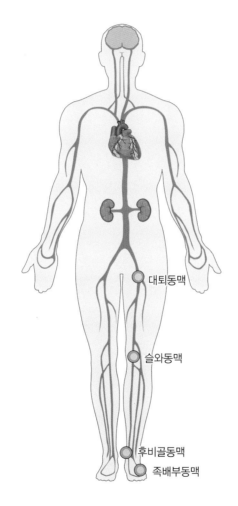

대퇴동맥

슬와동맥

후비골동맥
족배부동맥

| 동맥 맥박 촉지 부위 |

3) 검사 방법

(1) 발목 – 상완 혈압비 (Ankle–Branchial Index, ABI)

일반적으로 발목의 혈압이 상완의 혈압보다 높습니다. 따라서 발목–상완 혈압비(Ankle–Brchial Index, ABI)는 정상의 경우 1.0 이상이고, 혈압측정 시의 오차를 감안할 때 0.9 이하인 경우 하지 동맥의 폐쇄 질환을 의심할 수 있습니다. 특히 중증의 하지허혈인 경우에는 ABI가 흔히 0.5~0.4 미만 으로 나타납니다. 하지만 당뇨병, 고령, 특히 투석을 시행받는 만성신부전

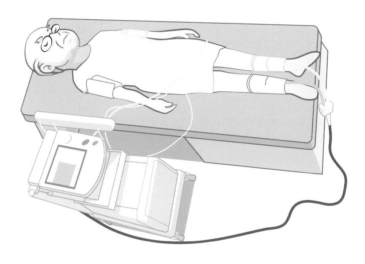

| 발목–상완 혈압비(ABI 검사) |

발목–상완 혈압비에 따른 말초혈관 폐색의 중증도	
0.9 〈	: 정상
0.7~0.9	: 경증의 말초혈관 폐색
0.4~0.69	: 중증도의 말초혈관 폐색
〈 0.4	: 심한 말초혈관 폐색

| 발목–상완 혈압비(ABI 검사) 기준표 |

환자의 경우에는 혈관벽이 흔히 석회화되어 돌같이 딱딱해집니다. 이런 경우에는 혈압 측정시 하지 동맥이 압박되지 않아서 실제 혈압보다 높은 압력을 가해야만 압박되기 때문에 발목의 수축기 혈압이 거짓으로 높게 나타나 안정시 ABI가 정상이거나 1.3 이상으로 나타날 수 있습니다. 경한 말초동맥질환을 가진 환자에서는 ABI가 경계 또는 정상으로 측정될 수 있는데, 운동부하 검사를 통해 빨리 걷거나 달린 후에 ABI를 측정하면 진단율을 높일 수 있습니다. 혈량측정기(Plethysmography 또는 Pulse volume recording)는 양측 상완과 허벅지, 종아리, 족부, 발가락에 여러 개의 혈압 측정 커프를 동시에 감아 수축기 혈압과 하지 혈류의 체적 변화를 측정하는 기기로서 이를 통해 하지 동맥의 폐쇄 여부와 위치를 파악할 수 있습니다.

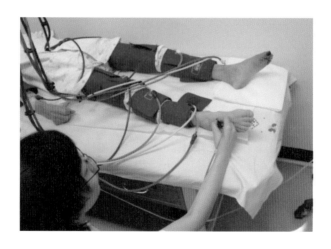

| 혈량측정기(Plethysmography) 검사 방법 |

더 알아볼까요?

발목 – 상완 혈압비(ABI) 검사 결과

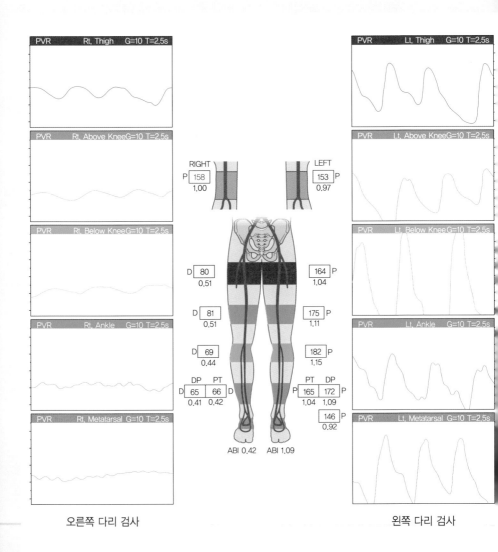

오른쪽 다리 검사   왼쪽 다리 검사

| 검사 결과지: 우측하지의 ABI가 감소된 중증 하지 허혈 소견 |

(2) 영상 진단 방법

① 이중 초음파 (Duplex Ultrasound)

초음파는 콩팥 기능을 악화시킬 수 있는 조영제나 방사선에 대한 노출 위험이 없는 비침습적인 방 법으로, 혈류의 속도를 측정할 수 있으며 검사 기기의 이동이 가능하다는 장점이 있습니다. 그러나 검사 결과가 검사자의 경험과 기술 정도에 의해 영향을 많이 받고 여러 병변이 동시에 있을 경우 전체적인 상태를 파악하는데 어려움이 있으며 장의 공기, 혈관의 석회화 때문에 적절한 초음파 영상을 얻는데 제한이 있습니다.

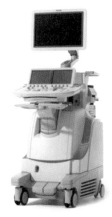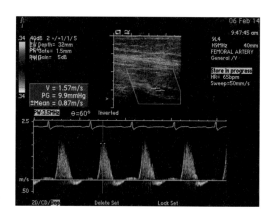

| 이중 초음파 장비와 검사 소견 |

② 컴퓨터 단층 촬영 (CT)

컴퓨터 단층촬영(CT)검사는 방사선과 조영제에 노출되는 단점이 있으나 영상의 해상도가 높고 양측 하지 동맥 전체의 영상을 빠른 시간 내에 획득할 수 있으며 3D를 포함한 다양한 사후 영상 분석이 가능하고 석회화, 죽상경화반과 같은 혈관벽 내 정보를 제공할 수 있다는 장점이 있습니다.

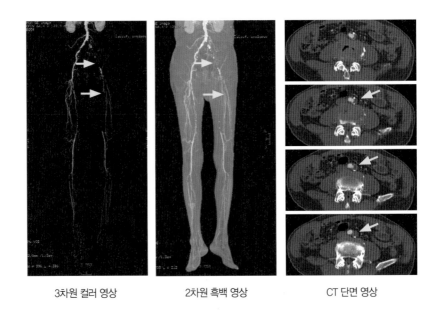

3차원 컬러 영상   2차원 흑백 영상   CT 단면 영상

| CT 검사상 협착 또는 폐쇄된 하지 동맥 소견(화살표) |

③ 자기공명혈관 조영 (MRA)

MRA는 신독성의 조영제와 방사선에 대한 노출을 피할 수 있는 장점이 있습니다. 하지만 CT보다 더 고가이고 해상도가 낮으며 영상획득시간이 오래 걸리고 MRI 조영제인 Gadolinium도 드물게 신원성 전신섬유증 (nephrogenic systemic fibrosis)를 유발시킬 수 있기 때문에 중증의 만성신질환환자에서는 MRA의 사용이 어렵습니다.

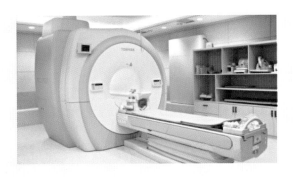

• 자기공명 영상촬영 (MRI)

해상도가 높아 작은 혈관의 질환이나 뇌경색, 뇌종양, 척수 및 무릎 관절등의 병을 찾아내기 쉬우나 가격이 비싸고 촬영시간이 오래 걸리며, 금속성 물질이 몸안에 있는 경우 촬영이 불가하다는 단점이 있습니다.

• 자기공명 혈관조영 (MRA)

MRI 기계에서 촬영하는 것으로서 뇌혈관의 모양만 뽑아내어서 화면으로 볼 수 있도록 하는 것입니다. MRA 단독으로만 촬영하는 경우는 거의 없고 대부분 MRI를 촬영하면서 추가 옵션으로 촬영하게 됩니다. 뇌경색이나 뇌출혈 등이 의심될 경우에는 MRI를 찍고 추가로 MRA를 찍게 되며, 이 경우 비용은 MRI 단독 촬영시보다 비쌉니다.

④ 침습적 혈관조영술

침습적 혈관조영술은 동맥 내 카테터를 삽입하고 조영제를 투여하여 방사선 조영 장비로 혈관을 촬영하는 검사로 혈관확장시술과 같은 침습적 치료가 필요한 경우나 확진을 위한 경우에 시행됩니다. 최근 MRA 및 CTA(심장혈관 CT검사) 기술의 발달로 영상이 향상되고 있지만 1mm 이하의 작은 혈관이나 무릎 이하 병변의 정확한 영상을 얻기 위해서는 침습적인 카테터 혈관조영술이 필요합니다. 그러나 CT와 마찬가지로 조영제나 방사선에 대한 노출이 있다는 점, 그리고 침습적인 검사이기 때문에 출혈, 혈관 손상, 감염과 같은 합병증이 생길 수 있다는 단점이 있습니다.

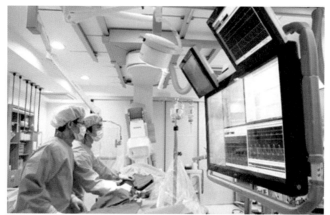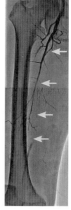

| 혈관조영술 검사 및 검사 소견 (우측 대퇴 동맥이 폐쇄됨) |

04 Q&A

Q1 다른 질환에 의한 다리 통증과 어떻게 감별할 수 있을까요?

A ⋯▸ 디스크나 척추강협착증과 같은 척추질환에서도 신경이 눌리면서 허리 또는 다리가 저리거나 아픈 감각이상이 나타나는데 이는 혈관 질환의 경우와 달리 걸을 때뿐만 아니라 걷지 않아도 허리와 다리가 아프고 오래 앉기도 힘듭니다. 또 허리에 통증이 있고 허리를 앞뒤로 구부리거나 펴기가 힘듭니다. 다리를 들어올리면 허리와 다리가 당기고 아픕니다. 심한 경우에는 배뇨 기능에도 이상이 나타나고 변비가 생기며 성기능의 이상이 나타날 수도 있습니다. 또한 고관절이나 무릎 관절의 이상으로도 다리의 통증이 나타날 수 있는데 이때는 주로 통증이 관절 부위에 국한되어 나타나고 관절을 움직일 때 증상이 더 심해집니다.

구분	동맥 질환 파행	타 원인 파행
증상 유발	보행	보행 혹은 장시간 기립
통증 양상	터진다, 조인다, 뻐근하다	찌릿하다, 저린다
양측성	간혹	흔함
증상 유발 거리	대개 일정	일정하지 않음
하지 맥박	감소	정상
증상 완화	보행 중지	자세 변화, 앉기

| 동맥 질환과 타 원인에 의한 하지 통증 비교 |

Q2 당뇨병 환자에게 하지동맥질환이 잘 나타나는 이유와 특징이 무엇인가요?

A ⋯ 당뇨병으로 인한 고혈당과 대사 과정에서 발생하는 산화스트레스가 혈관에 직접적으로 손상을 가하기도 하지만 그 외에 흔히 동반되는 이상지질혈증과 고혈압 등이 동맥경화증을 유발시키고 악화시킵니다. 따라서 당뇨병 환자는 동맥경화증이 조기에 광범위하게 나타나고 빠르게 진행되며 하지동맥질환도 더 심한 상태로 흔하게 관찰됩니다. 특히 당뇨병 환자는 협착 또는 폐쇄 병변이 일부 동맥에 국한되지 않고 전반적으로 나타나며, 무릎 이하 동맥인 경골 동맥(tibial artery)이나 비골 동맥(peroneal artery)에 잘 발생하는 특징이 있습니다. 그러나 당뇨병 환자는 하지 허혈이 더 심한 편임에도 불구하고 말초신경병증이 동반된 경우가 많아 환자가 통증을 잘 느끼지 못하거나 비특이적인 증상을 호소하는 경우가 많습니다. 증상이 없는 40세 이상 당뇨병 환자의 약 20%에서 말초동맥질환이 관찰된다고 합니다. 심한 말초동맥질환 외에도 당뇨병성 신경병증이 동반된 경우에는 족부 궤양, 괴사 및 절단의 위험이 높은데, 미국당뇨병학회의 보고에 따르면 당뇨병 환자의 12~25%가 일생 동안 족부 궤양을 경험한다고 합니다. 현재 당뇨병성 족부 질환은 외상을 제외하면 족부 절단의 가장 중요한 원인이 되고 있습니다.

II

·

말초혈관 질환의 치료

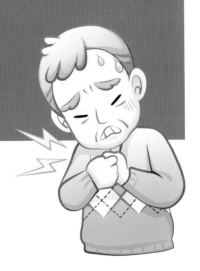

01 치료 목표

　　말초혈관 질환의 치료 목표는 사지 절단을 예방하거나 절단 범위를 최소화하고, 통증 감소, 보행 능력 향상과 삶의 질 개선입니다. 그리고 더욱 중요한 목표는 동맥경화의 진행을 막아 심혈관계질환을 예방하여 생명을 연장하는 데 있습니다. 말초혈관 질환 치료는 동반 위험 인자 조절과 막힌 병변에 대한 치료로 크게 나눕니다. 치료 방법은 환자의 상태나 증상, 위험 인자 등에 따라 다릅니다. 폐쇄성 말초혈관 질환으로 진단이 되었지만 증상이 없고 걷는데 지장이 없으면 심뇌혈관 질환 유무를 확인하고, 고혈압이나 당뇨 등 위험 인자를 조절하는 것 외에 특별한 치료를 하지 않기도 합니다. 하지만 통증이 심하거나 하지 궤양 및 괴사가 생겨 조직이 죽는 임계 하지 허혈의 경우 중재시술이나 수술을 실시하고, 증상이 경미한 경우에는 운동이나 약물 요법으로 치료합니다.

02 위험인자 교정 방법

말초혈관 질환은 다른 동맥경화성 혈관 질환과 비슷하며, 말초혈관 질환이 있는 사람에서 관상동맥 질환, 뇌혈관 질환이나 신동맥 질환 발생 위험성이 더 높습니다. 또한 말초혈관 질환은 관상동맥 질환과 유사하여 동맥경화의 위험 인자 조절이 가장 우선 시 되어야 합니다.

1) 항 혈소판제

항 혈소판제는 말초혈관 질환 환자의 심근경색과 뇌졸중 등 혈관성 질환에 의한 사망 위험성을 줄입니다. 저용량 아스피린이 일차 약제로 권고되며 우리나라에서는 하루 100mg용량이 가장 흔하게 처방되고 있습니다. 아스피린 복용과 관련되어 위장관 출혈, 궤양 혹은 속쓰림으로 인하여 아스피린을 복용하지 못한다면 클로피도그렐을 사용할 수 있습니다. 클로피도그렐은 하루 75mg을 사용합니다. 하지만 아스피린이나 클로피도그렐 등의 항 혈소판제 사용으로 하지 통증이 완화되거나 보행 거리가 늘어나지는 않습니다.

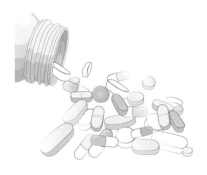

| 약물치료 |

2) 금연

흡연을 해왔던 환자들에 비해 금연한 환자들에게서, 심혈관계 질환 및 사지 절단 비율이 의미있게 줄었으며, 시술이나 수술 후 다시 혈관이 막히는 경우가 감소하였습니다. 또한 금연한 환자들이 더 오래 걸을 수 있어, 하지 말초혈관 질환이 있는 환자들은 반드시 금연을 해야 합니다.

3) 혈당 조절

말초혈관 질환에서 당뇨병은 사망의 중요한 위험 인자입니다. 또한 당뇨병과 관련된 말초혈관 질환은 사지 절단 위험 및 사망 위험률이 매우 높습니다. 혈당을 적극적으로 조절해서 당화혈색소(HbA1c)를 7% 미만으로 유지하되 가능한 6%에 가깝게 조절해야 합니다. 고령의 경우, 저혈당의 위험이 있어 혈당을 약간 높게 유지하는 것이 안전할 수 있습니다.

4) 혈압 조절

혈압은 말초혈관 질환의 주요 위험 인자입니다. 고혈압이 동반된 환자의 목표 혈압 수치는 140/90mmHg 미만이며, 당뇨병이 동반되어있을 경우 130/80mmHg 미만으로 혈압을 낮추어야 합니다. 고혈압 약제로는 안지오텐신 전환 효소 억제제 사용이 우선되지만, 안지오텐신 II 수용체 길항제

혈압 분류	수축기 혈압 (mmHg)		이완기 혈압 (mmHg)
정상	120 미만	그리고	80 미만
고혈압 전단계	120~139	또는	80~89
1단계 고혈압	140~159	또는	90~99
2단계 고혈압	160 이상	또는	100 이상

* 2003년 미국 고혈압 치료 권장안
2004년 대한고혈압학회

| 혈압의 분류 |

도 대체 약제로 사용할 수 있습니다. 말초혈관 질환 환자에게 베타차단제를 사용하는 경우 혈관 수축이 유발되어 증상이 악화될 수 있기 때문에 임계 하지 허혈 환자는 사용에 주의를 요하지만, 걸을 때 발생하는 통증 정도의 증상이 있는 환자에게는 증상에 크게 영향을 주지 않으므로 사용할 수 있습니다.

5) 콜레스테롤 조절

말초혈관 질환은 관상동맥질환과 동일한 위험도를 지니기 때문에 심혈관 질환의 발생을 줄이기 위해서 적극적인 콜레스테롤 조절이 필요합니다. 치료 전 저밀도 콜레스테롤 수치와 무관하게 모든 환자에서 스타틴을 사용하는 것이 권고됩니다. 스타틴으로 저밀도 콜레스테롤 수치를 낮추면 혈관 동맥경화반이 미약하게나마 감소하거나 악화되는 정도를 늦출 수 있습니다.

총 콜레스테롤	200 미만	바람직함
	200~239	경계성으로 높음, 요주의
	240 이상	높음, 이상지질혈증 확진
저밀도 콜레스테롤 (LDL)	100 미만	적정
	100~129	적정수준에 가까움, 높은 정상
	130~159	경계성으로 높음, 요주의
	160~189	높음, 위험
	190 이상	매우 위험
고밀도 콜레스테롤 (HDL)	40 미만	안전할 수 있는 최소치(낮음)
	60 이상	적합(높음)

단위 mg/dL

| 혈중 콜레스테롤 수치에 따른 이상지질혈증 진단 기준 |

당화혈색소의 의미

당화혈색소 (HbA1c)

- 포도당과 결합된 혈색소의 비율이며, 직전 3개월간의 평균 혈당치를 반영함.
- 건강한 사람은 4~6% 정도이며 당뇨인은 6.5% 이하로 유지하는 것을 목표로 함.
- 3~4개월마다 검사

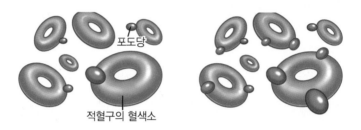

| 보통의 당화혈색소 | | 높은 당화혈색소 |

자가 혈당 측정치와 당화혈색소 상관관계

당화혈색소와 평균 자가 혈당 측정치는 비례적인 관계를 나타냄.

당화혈색소 (%)	관리 상태	평균 혈당 (mg/dL)
13		330
12		300
11	합병증의 위험 높음	270
10		240
9		210
8	합병증의 위험 낮음	180
7		150
6		120
5	정상범위	90
4		60

당뇨 예방과 치료를 위한 식이요법

권장 식품

- 콩, 생선 등의 단백질
- 식이섬유가 많이 든 음식: 야채(토란, 마) / 잡곡밥, 통밀, 메밀, 도토리, 콩나물밥 등 거친 음식
- 식물성 기름: 콩기름, 옥수수 기름, 들기름
- 식초를 적절히 사용하여 맛을 내는 조리 음식
- 비타민과 미네랄 충분히 섭취
- 해조류

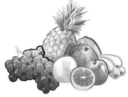

식이섬유 섭취

제한 식품

- 과도한 육식 삼가
- 일체의 인스턴트 식품 절제(트랜스 지방, 튀긴 음식)
- 과식 및 고 탄수화물 음식 절제(설탕, 밀가루 음식)
- 사골국 섭취 시 기름기 잘 제거 후 섭취
- 염분 섭취 제한(장아찌, 젓갈, 고추장, 된장 등의 염장 식품 조심)
- 동물의 간, 허파 및 계란 노른자, 오징어, 새우 등은 삼가

당분 및 포화지방
섭취 피하기

03 운동 치료

　말초혈관 질환으로 인해 평상시 증상이 없다가도 계단을 오르거나, 평지를 걸을 때에 허벅지나 종아리 근육이 단단하게 뭉치거나 근육통이 발생하고 휴식을 취하면 좋아지는 경우, 오히려 걷기 운동으로 증상이 개선되고 걸을 수 있는 거리가 늘어날 수 있습니다.

　걷기 운동을 하면 혈관이 확장되고 활성 산소 같은 나쁜 물질들이 줄어들어 국소 염증 반응을 감소시킬 뿐만 아니라, 피가 충분히 공급되지 않는 상황에도 근육이 조금씩 적응하게 되며, 막힌 혈관 주위로 새로운 측부혈류가 잘 만들어져서 혈류의 호전을 가져올 수 있습니다.

　미국 및 국내 말초혈관 질환의 운동치료 지침은 일주일에 3회 이상, 간헐성 보행곤란증이 나타날 때까지 걷고 증상이 없어지면 다시 걷는 것을 반복하여 휴식시간을 제외한 총 운동시간이 30분 이상 되도록 권장합니다. 체계적인 운동 요법은 보행 거리를 서서히 증가시켜 운동 요법 시작 전보다 약 2배까지 보행 거리를 증가시킬 수 있다고 합니다.

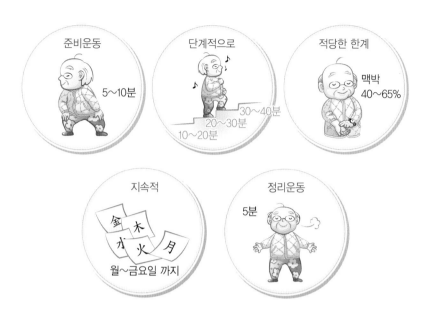

| 안전하고 효과적인 운동을 위한 지침 |

04 약물 치료

걸을 때 발생하는 통증을 감소시키거나 걸을 수 있는 거리를 증가시키기 위해서 약물치료를 할 수 있습니다. 여러 약제들 중에서 효과가 명확하다고 알려진 약제는 실로스타졸과 펜톡시필린입니다. 다른 약제들은 효과가 있다는 보고는 있지만 그 근거가 명확하지 않습니다. 하지만 금연이나 운동치료와 병행하지 않는다면, 약물치료만으로는 그 효능이 미약하다고 알려져 있습니다. 현재 성장인자나 줄기세포 치료가 임계 하지 허혈 환자에서 시도되고 있으나 아직은 초기 임상연구 단계입니다.

1) 실로스타졸

실로스타졸은 혈소판 응집 및 혈관 평활근 증식을 억제하며, 혈관을 확장시키고 중성지방(Triglyceride) 수치는 낮추며 좋은 역할을 하는 고밀도지단백 콜레스테롤(HDL)을 높입니다. 실로스타졸은 운동 능력을 향상시키며 주관적인 일상생활능력척도를 향상시켜 삶의 질을 개선시킵니다.

실로스타졸은 100mg을 하루 두 번, 공복이나 식후 2시간 후에 복용하는 것이 가장 효과적입니다. 흔한 부작용으로는 두통, 설사나 복통과 빈맥 등이 있으나, 대부분은 일시적으로 발생하여 약제를 중단할 만큼 부작용이 심한 경우는 드뭅니다. 하지만 심부전증 환자에게 실로스타졸은 금기입니다.

2) 펜톡시필린

펜톡시필린은 혈액 점도를 낮추고 염증 반응을 개선시킵니다. 1984년에 미국 식품의약청에서 하지 허혈로 인한 보행 불능 환자에게 사용하도록 허가를 했으나, 이후 연구에서는 효과가 미미하여 현재는 사용해 볼 수 있는 약제 정도로 인식되고 있습니다. 400mg 씩 하루 세 번 복용하도록 하며, 실로스타졸을 사용할 수 없는 환자군에게 사용할 수 있는 약제입니다.

05 혈관 재개통 치료

막힌 혈관을 개통시키기 위하여 시행되는 시술 혹은 수술적 치료는 운동요법, 위험 인자 조절 및 약물치료에도 불구하고 보행 시 통증이 심하여 일상생활에 지장을 주거나 휴식기 통증 또는 궤양 및 조직 괴사가 동반되는 임계 하지 허혈인 경우에 시행합니다.

1) 경피적 중재시술

경피적 중재시술은 국소 마취 후 대퇴 동맥에 카테터를 삽입하여 풍선시술을 하거나 금속 그물망인 스텐트를 이용하여 막히거나 좁아진 혈관을 넓히는 시술입니다. 초기에 비해 기술이 개발되면서 최근에는 시술 성공율이나 장기 개통률이 높아져 경피적 중재시술의 효과가 좋아지고 있습니다.

(1) 장골 동맥 중재시술

대동맥에서 양쪽 다리로 갈라지고, 골반 부위를 지나는 장골동맥 폐쇄의 경우에는 허벅지 아래에 위치한 혈관에 비해, 경피적 중재시술의 효과가 좋습니다. 풍선시술만 사용했을 때보다 스텐트를 이용한 시술 시 장기간 혈관 개통율이 더 높으며, 시술과 수술의 성적이 비슷합니다. 따라서 장골 동맥 폐쇄 질환의 경우 수술보다 시술을 우선적으로 고려하게 됩니다.

(2) 허벅지 – 무릎 동맥 중재시술

사타구니 옆쪽부터 하지 말단으로 내려가는 허벅지 동맥에 대한 스텐트를 이용한 혈관확장술은 장기 개통률이 장골동맥에 비해 낮습니다. 허벅

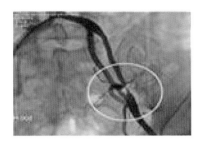

① 말초혈관 조영술을 시행하여 병변의 위치와 형태를 확인합니다.

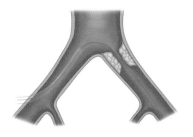

② 병변에 풍선/그물망의 이동을 위해 가느다란 안내철사를 위치시킵니다.

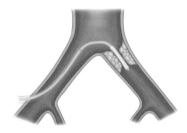

③ 병변에 풍선을 위치시키고 풍선확장술을 시행합니다.

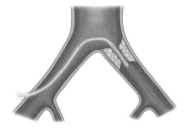

④ 풍선을 확장한 곳에 그물망을 위치시키고 그물망(스텐트) 삽입술을 시행합니다.

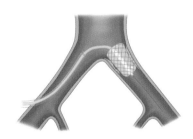

⑤ 그물망 안을 직경이 큰 풍선을 이용하여 추가로 확장합니다.

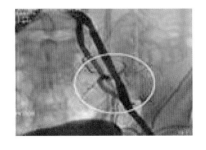

⑥ 말초혈관 중재시술 후 병변부위가 완전하게 확장된 혈관을 확인할 수 있습니다.

| 말초혈관 조영술 및 중재시술 |

지나 무릎 동맥은 계속해서 뒤틀리며 움직이는 혈관이기 때문에 금속 스텐트가 부러지는 확률이 적지 않게 발생하고, 스텐트가 다시 좁아지거나 막히기도 합니다. 또한 사타구니나 무릎은 90도 이상으로 접히는 경우가 많으므로, 스텐트를 넣었을 때 더욱 문제가 되는 경우가 많습니다. 따라서 이 부위의 스텐트 삽입은 풍선확장술 후에도 많이 좁아져 있거나 동맥 박리가 남아있는 경우에 추가적으로 스텐트를 이용해서 치료를 하게 됩니다. 최근에는 구부러짐이나 뒤틀림이 많은 부위에 넣어도 잘 부러지지 않는 스텐트가 개발되고 있습니다. 또한 약물 용출성 풍선이나 스텐트가 개발되어 시술의 장기적 혈관 개통률이 많이 개선되었습니다.

(3) 무릎 아래 동맥 중재시술

무릎 아래 동맥의 경우 혈관 직경이 작고 대체로 병변 부위가 길며, 좁아져 있는 것보다 완전히 막힌 병변이 많기 때문에 혈관확장술 이후에도 수개월 이내에 다시 막히는 경우가 많습니다. 따라서 무릎 아래 동맥 질환은 보행 시 통증이 있는 경우 시술보다는 약물치료를 하며, 임계 하지 허혈 환자의 경우 말단 부위의 절단 위험성이 높아 시술 치료를 하게 됩니다. 성공적인 확장술을 한다면, 수개월 이내에 다시 막히더라도 절단 부위를 줄이거나 절단을 막을 수 있는 확률이 상당히 높아집니다. 무릎 아래 동맥은 혈관 크기가 작아 스텐트를 넣었을 때 다시 막히는 경우가 많기 때문에 일부를 제외하고는 대체로 풍선확장술을 시행합니다.

(4) 경피적 혈관내 죽종제거술

경피적 말초혈관 중재시술 시 풍선으로 인해 충분한 혈관 확장을 유발하기 어려운 경우 또는 삽입된 스텐트 내에 조직이 다시 자라 재협착이 발생했을 경우, 특수한 칼날이 달린 카테터를 이용해서 혈관을 막고 있는 조직을 긁어내서 제거하는 시술을 하기도 합니다.

(5) 카테터 혈전 제거 및 용해술

갑자기 발생한 혈전에 의해 말초혈관이 막히는 경우, 카테터 혈전제거술 혹은 용해술을 시행하게 됩니다. 혈전이 있는 부위에 카테터를 위치시키고 혈전용해제를 카테터를 통해 흘려 보내면 혈전이 녹아서 막힌 혈관이 열리게 됩니다. 그러나 발생한지 2주가 지난 혈전은 혈전용해제가 효과적이지 않기 때문에 갑자기 하지에 통증이 있거나 허혈 증상이 발생하게 되면 지체하지 말고 진료를 받아야 합니다.

2) 수술적 치료

수술적 치료로는 내막절제술과 혈관우회술이 있습니다. 내막절제술이란 혈관 안에 발생한 동맥경화성 플라그를 수술적 치료로 제거하는 방법입니다. 혈관우회술은 협착 부위의 근위부로부터 원위부까지 우회로를 자가 정맥이나 인조 혈관으로 만들어주는 수술 방법입니다. 수술 방법의 선택은 막힌 병변의 위치와 범위, 환자의 상태에 달려있습니다. 또한 심혈관 질환을 동반하는 경우가 많으므로 수술과 관련된 위험 정도를 정확하게 평가한 후에 수술을 진행하게 됩니다.

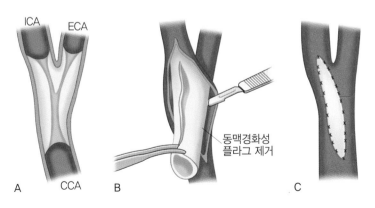

| 경피적 내막절제술 |

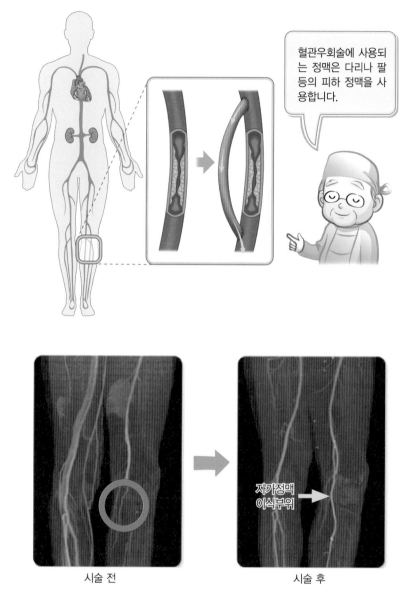

혈관우회술에 사용되는 정맥은 다리나 팔 등의 피하 정맥을 사용합니다.

시술 전

자가정맥 이식부위

시술 후

| 동맥 혈관우회술 |

73세 남자 환자가 200m정도 걸으면 발생하는 장딴지 통증을 주호소로 내원하였습니다. 발목−상완 혈압비(ABI) 및 컴퓨터 단층촬영(CT) 검사에서 하지 혈관에 협착이 확인되어 경피적 하지 동맥 확장술을 시행하였습니다. 환자는 시술 이후 운동 시 통증이 사라져서 아주 만족하고 있습니다. 풍선확장술 및 스텐트 삽입술을 시행하는 과정은 다음과 같습니다.

① 사타구니 근처의 대퇴 동맥 부위에 국소 마취 후 주사바늘을 삽입합니다.
② 주사바늘이나 가는 관으로 만들어진 시술 기구를 통해 조영제를 흘려보내 혈관 사진을 찍어 병변 부위를 확인합니다(그림 1).
③ 주사바늘을 통해 가는 철선을 좁아지거나 막힌 부위의 아래 부위까지 위치 시킵니다.
④ 통과된 철선을 따라 풍선을 병변 부위까지 보냅니다.
⑤ 병변 부위를 확인한 후에 풍선을 부풀립니다(그림 2).
⑥ 풍선을 충분히 부풀렸다면 압력을 낮춘 후 풍선을 뺍니다.
⑦ 다시 혈관 사진을 찍어 병변 상태를 확인합니다(그림 3). 풍선확장술로 혈관이 충분히 넓혀졌고 혈관 손상이 없는 경우, 해당 단계에서 중단합니다.
⑧ 풍선확장술로 혈관이 충분히 넓혀지지 않을 경우, 스텐트가 씌워진 시술 도구를 병변 위치까지 보냅니다.
⑨ 스텐트가 병변에서 펴지게 하고 이후 사진을 찍어 확인합니다(그림 4).
⑩ 시술이 성공적으로 되었다고 판단되면 시술 기구를 제거하고 끝냅니다.

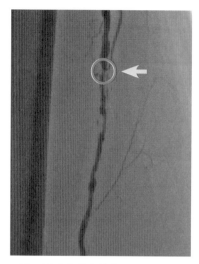

그림 1 좁아진 대퇴 동맥

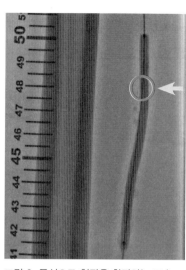

그림 2 풍선으로 혈관을 확장하는 모습

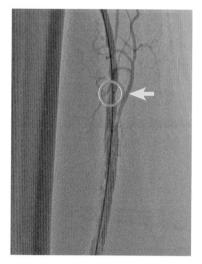

그림 3 풍선확장술 후에 혈관은 넓어졌으나 혈관 손상으로 인한 혈류에 지장이 있는 모습

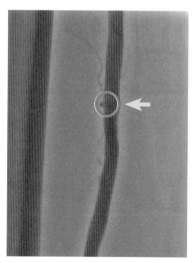

그림 4 스텐트 삽입 이후 혈관이 잘 확장된 모습

| 풍선확장술 및 스텐트 삽입술 시행 과정 |

말초혈관 질환의 관리

건강한 다리 혈관 만들기

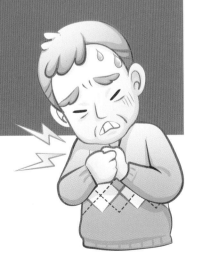

01 치료 목표

  말초혈관 질환을 예방하고 진행을 늦추기 위해서는 올바른 생활 습관과 위험 인자를 관리하는 것이 중요합니다. 말초혈관 질환의 위험 인자는 협심증의 위험 인자와 비슷한데 이러한 위험 인자들을 잘 관리함으로써 말초혈관 질환의 진행을 억제하고 재발을 방지할 수 있을 뿐만 아니라 궁극적으로는 심혈관 질환으로 인한 사망을 예방할 수 있습니다. 말초혈관 질환이 있는 경우 다른 심혈관 질환을 동반하는 경우가 많은데 이러한 질환들을 통합적으로 같이 관리하지 않으면 급성 심근경색이나 뇌졸중 같은 심뇌혈관 질환으로 사망할 가능성이 높습니다. 또한 말초혈관 질환의 대표적인 병인 당뇨발은 올바른 생활 습관만 유지해도 발생을 50% 정도 예방할 수 있습니다.

02 위험인자 관리

1) 금연

흡연은 말초혈관 질환의 가장 중요한 위험 인자로 흡연자는 비흡연자보다 말초혈관 질환 발병 위험률이 20배 이상 높은 것으로 알려져 있습니다. 특히 흡연의 양과 흡연 기간은 말초혈관 질환의 진행에 직접적인 영향을 주며 장기 생존율과 밀접한 연관이 있는데, 흡연자가 10년을 생존할 확률은 금연자의 반밖에 되지 않습니다. 따라서 말초혈관 질환 환자는 반드시 금연해야 합니다.

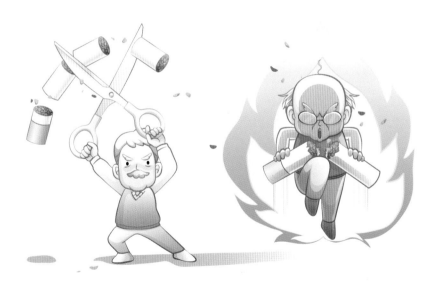

2) 혈당 조절

혈당 조절이 잘 된 경우 당뇨 관련 합병증이나 사망률을 줄일 수 있으며 특히 미세혈관 합병증이 개선될 수 있습니다. 당뇨발은 대표적인 말초혈관 질환으로 당뇨가 있는 환자들은 항상 당뇨발이 생기는지 유의해서 관찰해야 하고 혈당을 조절하는 데 주의를 기울여야 합니다. 목표 공복혈당을 110 mg/dL 이하로 유지하거나 당화혈색소를 7%이하로 유지하도록 합니다.

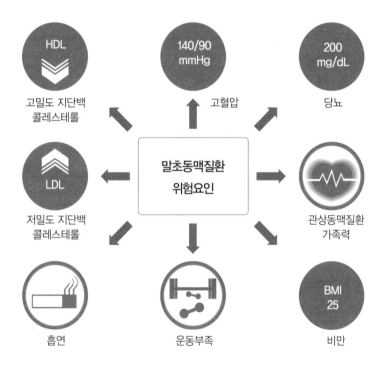

| 말초동맥 질환 위험 요인 |

3) 고혈압 관리

고혈압은 말초혈관 질환의 발생 및 진행과 밀접한 관련이 있으며 적절한 혈압 조절은 뇌졸중, 심근경색의 위험성을 낮춥니다. 당뇨와 동반된 말초혈관 질환의 경우 혈압을 140/90mmHg 이하로 유지함으로써 심혈관계 합병증을 줄일 수 있습니다.

4) 이상지질혈증 관리

이상지질혈증 치료가 심혈관계 합병증과 사망률을 줄이는데 효과적인 만큼 치료를 반드시 해야 합니다. 특히 당뇨병 환자는 심혈관 질환의 발생을 증가시키는 지질 이상이 많이 동반됩니다. 저밀도 지단백 콜레스테롤(LDL-C)과 중성지방(triglyceride)을 낮추고 고밀도 지단백 콜레스테롤(HDL-C)을 높이는 것을 목표로 이상지질혈증을 관리하면, 심혈관 질환의 발생과 이로 인한 사망률을 감소시키는데 도움이 됩니다. 식이요법으로 포화지방, 트랜스지방의 섭취를 억제해야 합니다. 식이요법과 생활양식의 개선에도 불구하고 지질 이상이 지속되는 경우, 심혈관 질환이 동반되었거나 저밀도 지단백 콜레스테롤이 100mg/dl 이상인 경우 약물치료를 실시합니다. 저밀도 지단백 콜레스테롤 수치를 최대한 낮게 유지하는 것이 궁극적으로 심혈관계 합병증과 말초혈관 질환의 진행을 늦출 수 있습니다.

이상에서와 같이 말초혈관 질환의 여러 위험 인자들, 즉 담배, 고혈압, 혈당, 이상지질혈증 등을 통합적으로 관리하는 것이 말초혈관 질환의 발생을 예방하고 진행을 늦추는데 매우 중요합니다. 또한 말초혈관 질환 환자에서 체중은 걸을 수 있는 거리와 직접적인 연관이 있는데, 체중을 감량함으로써 보행 거리가 증가하므로 적절한 체중 조절이 도움이 됩니다(목표 체질량 지수 $18.5 \sim 22.9 \ kg/m^2$).

$$체질량지수 = \frac{체중(kg)}{신장(m) \times 신장(m)}$$

| 체질량지수(BMI) 계산 방법 |

이외에 섬유소를 섭취하고 포화지방산 섭취는 제한하는 것도 도움이 됩니다. 특히 본인이나 가족 중에 이상지질혈증, 고혈압, 당뇨병, 흡연, 비만 등 말초혈관 질환의 위험 인자가 있는 50세 이상은 걷거나 운동할 때 다리 저림이 생기는지 관찰하여 진단과 치료 시기를 놓치지 않는 것이 좋습니다.

체질량지수(BMI)

BMI

저체중	정상체중	과체중	비만 1단계	비만 2단계

0%　　　　18.5%　　　　23%　　　　25%　　　　30%

| 체지방률(%)의 판정표 |

성별 체중	여 성		남 성	
	30세 이상	30세 미만	30세 이상	30세 미만
저체중	20% ↓	17% ↓	17% ↓	17% ↓
정 상	20~26.9%	17~23.9%	17~23%	14~20%
경도 비만	27~32.9%	24~29.9%	24~28%	21~25%
중도 비만	33~42.9%	30~39.9%	29~33%	26~29%
극도 비만	43% ↑	40% ↑	34% ↑	30% ↑

| 여성과 남성의 목표 체지방률 |

이상지질혈증 환자를 위한 식이요법

좋은 음식

- 지방을 제거한 육류, 껍질을 벗긴 닭고기
- 등 푸른 생선, 두부
- 저지방(1%)이나 탈지 우유, 저지방 치즈
- 두류, 잡곡, 식이섬유소가 많은 시리얼
- 과일(사과, 배, 감, 대추, 복숭아)
- 해조류(김, 미역, 다시마)
- 채소류(시금치, 취나물, 근대)
- 식물성 식용유(들기름, 콩기름, 참기름, 옥수수기름, 올리브유)

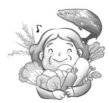

등푸른 생선 및 식이섬유가
풍부한 채소와 과일

나쁜 음식

포화지방산이 많은 음식

- 동물성 지방(버터)
- 지방이 있는 육류(갈비, 삼겹살, 소시지, 베이컨, 햄)
- 곰탕, 설렁탕, 갈비탕
- 동물성 지방 식품(라면, 커피프림, 스낵류)
- 우유, 아이스크림, 치즈
- 케이크, 쿠키, 파이, 도넛

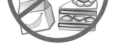

당분이 많은 과자 및 사탕류

콜레스테롤이 많은 음식

- 계란, 메추리알, 오리알 노른자
- 생선알
- 마요네즈
- 내장 육류(간, 곱창, 양, 신장)
- 창란젓, 멸치젓, 오징어
- 조개류, 굴, 전복, 새우 등 갑각류
- 뱀장어, 미꾸라지

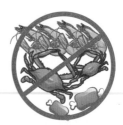

육류 및 갑각류

03 운동 치료

　말초혈관 질환이 있을 때 다리가 아프고 저리다는 이유로 운동을 피하는 경우가 많습니다. 하지만 운동으로 인해 막힌 혈관 주위로 작은 곁가지들이 커지고 결과적으로 혈류량이 늘어나서 다리 통증이 완화됩니다. 운동 시 보행 거리와 시간은 통증의 정도에 따라 결정됩니다. 운동을 할 때 다리가 지나치게 아프면 운동을 멈추고 휴식을 취하고, 불편함이 사라지면 다시 걷기 시작합니다. 일반적인 권장 사항은 한 번에 최소 30분 이상, 1주일에 3회, 매회 거의 최대의 통증이 나타날 때까지 보행하고 최소 6개월 이상 시행합니다. 규칙적으로 하는 것이 좋으며 운동의 종류는 걷기를 추천합니다. 걷기 운동은 하지 근육을 발달시켜 혈액순환에 도움을 주어 당뇨발 예방에 도움이 됩니다. 다만, 당뇨병 환자는 발 감각이 무뎌져 있어 발에 하중이 실리게 되면 상처나 물집이 생기기 쉽기 때문에 등산이나 달리기 같이 발에 과도한 자극을 주는 운동은 피하는 것이 좋습니다. 기타 유산소 운동으로 적절한 것 중에는 수영 등이 있습니다. 전문의와 상의하여 본인에게 맞는 운동 프로그램을 선택하고 지시에 따라 운동량을 조절해야 합니다.

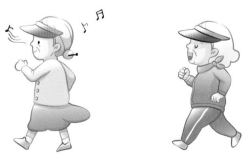

| 규칙적인 걷기 운동 |

04 발 관리 치료

당뇨가 동반된 말초혈관 질환 환자들은 하지, 특히 발에 일단 상처가 생기면 여러 가지 원인으로 상처가 잘 낫지 않기 때문에 사소한 관리 소홀로 생긴 작은 상처가 커져 큰 상처가 되어 발가락 혹은 다리 절단으로 이어지지 않게 발 관리를 잘 하는 것이 매우 중요합니다.

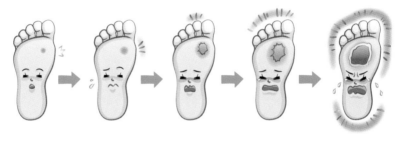

| 당뇨발 진행과정 |

1) 당뇨발의 관리 및 예방

당뇨발의 가장 흔한 증상은 발저림으로 낮보다 밤에 통증이 더 심하고 찌릿하고 저리는 현상이 나타납니다. 모든 당뇨병 환자의 발 관리는 아주 중요합니다. 잘 보고 만져봐서 문제가 없는지 수시로 확인합니다. 발 관리를 하는 요령은 다음과 같습니다.

(1) 매일 주의 깊게 발 피부 상태가 어떠한지 살펴보아야 합니다. 발바닥, 발등, 발가락 사이의 피부가 갈라지지는 않았는지, 못이나 핀으로 찔린 상처는 없는지, 티눈이나 굳은 살은 없는지, 발톱이 갈라지거나 두꺼워지지는 않았는지, 발톱이 살을 파고 들지는 않았는지, 발가락이나 발의 색깔이 푸르스름하게 변하지는 않았는지 확인해야 합니다.

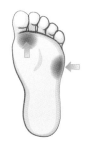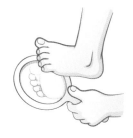

| 발의 피부 상태 살피기 |

(2) 당뇨발을 예방하기 위해서는 발을 자주 씻어야 합니다. 매일 미지근한 물을 사용하여 부드러운 타월을 이용하여 항상 청결히 하고, 발을 씻은 후에는 마른 수건으로 발가락 사이 사이를 닦아서 잘 건조시킵니다. 씻는 물의 온도도 발의 감각이 떨어져 있으므로 손으로 확인하여 화상을 입지 않도록 주의합니다. 비누는 순한 것을 사용하되, 비누를 자주 사용하면 피부가 건조할 수 있으니 습성 크림으로 발을 마사지하여 갈라지거나 다치지 않도록 합니다.

(3) 발을 너무 습하거나 건조하지 않게 합니다. 발이 습하면 곰팡이 균 등 여러 가지 세균 침범이 용이하므로, 발을 씻은 후 마른 수건으로 두드리면서 건조시킵니다. 수건으로 닦을 때에도 문질러 닦지 않습니다.

(4) 어떤 종류의 열도 가해서는 안 됩니다. 당뇨인의 발은 열에 대한 감각이 무디어 화상이나 동상을 입기 쉽습니다. 발이 차다고 뜨거운 물이나 핫팩 등을 사용하는 것은 화상위험이 커서 절대로 해서는 안 됩니다.

(5) 발톱은 목욕 후 발이 깨끗하고 발톱이 부드러울 때 깎는 것이 좋습니다. 밝은 곳에서 깎되 발톱 양끝 모서리를 둥글게 깎다가 발가락에 상처를 낼 수 있으므로 일직선으로 깎고 너무 바짝 깎지 않도록 합니다. 만약 발톱이 살 속으로 파고 들면 작은 상처가 큰 상처로 진

행할 수 있기 때문에 병원을 방문하여 적절한 치료를 받도록 합니다.

(6) 작은 신발이나 딱딱한 재질의 구두, 그리고 슬리퍼는 발에 자극을 주므로 피하는 것이 좋습니다. 앞이 좁은 구두나 뒷굽이 높은 것은 티눈이나 굳은 살이 잘 생깁니다. 또한 신발을 신을 때 이물질이 들어 있는지 확인 후 신습니다. 일명 '당뇨화'라고 하는 신발이 안전한데 안쪽 깔창은 탄력이 있어 발에 맞게 변형되도록 만들어진 재질이고 밖은 외부 충격으로부터 발을 보호할 수 있도록 딱딱하게 만들어진 것이 특징입니다. 실내에서는 맨발보다는 도톰한 양말을 신는 것이 보온, 보습 및 보호에 유리하며, 여름에 맨발로 지내더라도 피부가 건조하여 갈라지면 상처로 발전하기 쉽기 때문에 보습을 위해 크림을 바르는 것이 좋습니다.

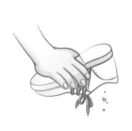 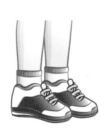 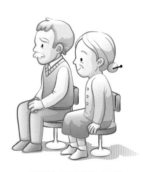

신발 속 이물질 제거 　　　 도톰한 양말 신기 　　　 다리를 꼬지 않는 자세

| 발 관리를 위한 좋은 습관 |

(7) 발 감각이 둔해져 상처를 받기 쉬우므로 야외에서 맨발로 다니지 말고 슬리퍼도 되도록 사용하지 않습니다.

(8) 혈액순환을 방해하는 거들, 코르셋, 벨트 등의 사용과 너무 꽉 조이는 양말, 버선의 착용은 피합니다. 양말도 합성수지보다 땀 흡수가 잘되는 면이나 모직으로 만든 것이 좋습니다. 책상다리나 다리를 꼬는 자세는 혈관을 눌러 혈액순환을 방해하므로 피합니다.

(9) 당뇨병 환자의 발에 상처가 났을 때는 깨끗이 씻은 다음 병원을 방문합니다. 자그마한 상처라도 반드시 병원을 방문하여 당뇨병 환자임을 알리고 치료를 받아야 합니다. 굳은 살이나 티눈이 생긴 경우 본인이 발에다 칼을 대어 잘라내거나 티눈을 제거하는 약을 사용해서는 안 되고 반드시 의사와 상의합니다. 정기적으로 6개월 또는 1년에 한번씩 문제가 없어도 전문의에게 정기검진을 받는 것을 권장합니다.

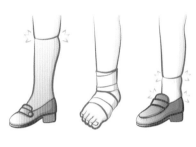
꽉 조이는 양말 피하기

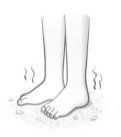
야외에서 맨발로 다니지 말기

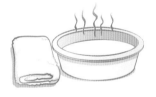
미지근한 물과 부드러운 타월 사용

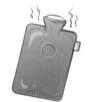
핫팩 사용 금기

| 당뇨발 관리의 위험요인 |

당뇨병성 말초혈관 질환이 더 무서운 이유는 바로 환자 스스로 통증을 잘 느끼지 못한다는 점 때문입니다. 당뇨 환자에게서 자주 발생하는 말초신경 합병증은 발의 감각을 둔하게 만들어 베이거나 긁힌 상처 등도 잘 알아차리지 못하게 합니다. 그렇기 때문에 발견과 치료 속도가 늦어지게 되고 병을 악화시키게 됩니다.

당뇨병 환자의 발 관리 원칙

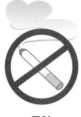

금연

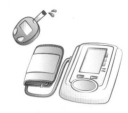

혈당, 혈압 관리

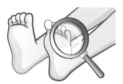

주의 깊은 발 관찰

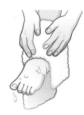

미지근한 물로 씻고 부드러운 타올로 말리기

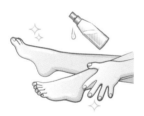

발 건조 예방

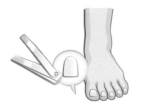

발톱 일자로 자르기

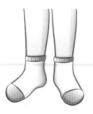

양말 착용

차갑거나 뜨거운 곳 노출 금지

05 Q&A

Q1 말초혈관 질환을 예방하려면 어떻게 해야 하나요?

A …▸ 말초혈관 질환의 근본적인 예방은 동맥경화증의 위험 인자인 흡연을 피하고 당뇨, 고혈압, 이상지질혈증에 걸리지 않는 것이 중요합니다. 이를 위해서는 금연을 하고 평소에 규칙적인 운동과 올바른 식습관을 유지해야 합니다. 이는 다른 동맥경화질환인 뇌졸중이나 허혈성 심장 질환의 예방과 똑같습니다. 혹시 이러한 질환을 이미 가지고 있다면 말초혈관 질환이 동반될 가능성이 있으므로 말초혈관 질환 검사를 받는 것이 좋습니다. 말초혈관 질환을 조기에 발견하고 치료하여 악화를 방지하는 것이 중요하기 때문입니다.

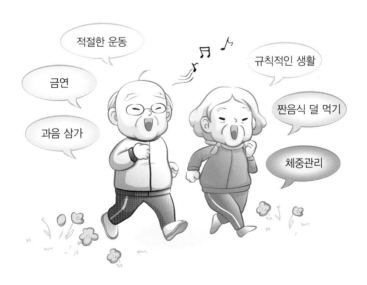

Q2 당뇨병성 신경증 증상에는 어떤 것들이 있나요?

A ⋯ 발바닥에 찌르는 듯한 통증이 있거나 화끈거리는 작열감이 있을 때, 스멀거리고 가려운 이상 증상이 있거나, 저리고 무딘 무감각증 등이 있을 때 당뇨병성 신경증을 의심하고 이런 경우 특히 하지, 발에 상처가 생기지 않도록 발 관리에 신경을 써야 합니다.

Q3 당뇨발 관리를 위해 하지 말아야 할 것은 무엇입니까?

A ⋯ 당뇨병 환자는 뜨거운 물주머니, 전기 담요 등으로 직접적으로 발의 피부에 열을 가하면 화상을 입을 수 있습니다. 또한 발을 10분 이상 물속에 담그면 피부가 지나치게 건조해질 수 있어 피해야 합니다. 여름날 백사장을 맨발로 걷는 것 또한 화상을 입을 수 있으며, 차가운 얼음주머니를 직접 피부에 사용하면 발의 감각을 잃을 수 있습니다.

	추천	금지
차가운 발 관리	따뜻한 양말	난로, 핫팩
발 씻기	미지근한 물로 씻기	뜨거운 물에 오래 담그기
앉기	편안하게 앉기	다리 꼬기
양말 선택	편안하고 따뜻한 양말	종아리를 압박하거나 구멍 난 양말
신발	크기가 맞고 안감이 부드러운 신발	크기가 작거나 폭이 좁은 신발

| 당뇨발 관리 방법 |

당뇨병성 신경병증 증상과 말초혈관 질환의 증상

당뇨병성 신경병증이 있을 때 나타나는 증상

- 근육신경이 마비되어 계단을 오르내릴 때 불편감 발생
- 팔, 다리 통증과 함께 감각이 둔화되어 부자연스러운 움직임
- 근육이 쇠약한 듯 무력감
- 좌골신경통
- 잦은 소변 등 방광 장애
- 바늘로 찔러도 아프지 않을 정도의 감각 이상
- 정신 쇠약 및 성기능 소실
- 설사와 변비, 체온 이상

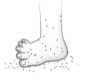
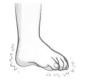

| 찌르는 듯한
통증 | 화끈거리는 듯한
작열감 | 스멀거리고 가려운
이상감각 | 저리거나 무딘
무감각증 |

| 당뇨병성 신경증 |

말초혈관 질환이 진행하거나 재발할 때 증상

- 걸을 때 일정한 거리를 걸으면 이전에 없던 통증이 생기고 쉬면 사라짐
- 발목 안쪽, 발등의 동맥이나 사타구니 동맥의 맥박을 만져봤을 때 한쪽이 약함
- 종아리나 허벅지의 둘레가 좌우 차이가 크게 남
- 발가락, 발, 종아리 등 다리의 색깔이 다름
- 눈을 감고 양쪽 발부터 허벅지까지 손으로 만지면 감각이 다름

IV

.

말초동맥과 관련된 질환

뇌졸중

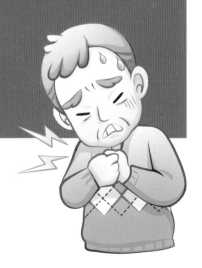

01 뇌졸중의 정의

　　뇌졸중은 뇌에 산소와 영양분을 공급하는 뇌혈관이 막히거나 터지게 되어 뇌에 손상이 오고 그에 따른 신경학적 이상이 발생하게 되는 병입니다. 심한 경우 목숨을 잃을 수도 있고 적절히 치료하지 못할 경우에는 후유증으로 신체마비나 언어장애가 남을 수 있는 무서운 병입니다.

뇌졸중의 어원적 의미를 한 번 알아볼까요?
　　졸(卒)은 '갑자기' 라는 뜻이고, 중(中)이라는 말은 '맞다, 명중하다' 는 의미입니다. 뇌졸중풍(腦卒中風)에서 유래된 말로 '뇌가 갑자기 바람을 맞았다'라는 뜻으로 풀이가 되고 흔히 줄여서 뇌졸중(腦卒中) 또는 중풍(中風)이라고 합니다. 뇌졸중의 영어식 표현인 stroke도 '타격 또는 일격' 뜻으로 비슷한 의미입니다. '뇌졸증' 은 일반인들이 뇌졸중을 뇌졸증으로 잘못 쓰는 것이 많으며, 적절하지 못한 표현입니다.

구분(연도)	2004	2005	2006	2007	2008	2009	2010	2011	2012	2013	2014
전체	503.7	501	495.6	498.4	498.2	497.3	512	513.6	530.8	526.6	527.3
신생물	134.2	135.3	135.8	139.1	141.4	142.5	146.6	145	149	151.5	153.5
− 각종 암	132.6	133.8	134	137.5	139.5	140.5	144.4	142.8	146.5	149	150.9
* 위암	23.1	22.5	21.9	21.5	20.9	20.4	20.1	19.4	18.6	18.2	17.6
* 간암	22.4	22.3	22.3	22.7	22.9	22.6	22.5	21.8	22.5	22.6	22.8
* 폐암	27.3	28.2	28.7	29.1	29.9	30	31.3	31.7	33.1	34	34.4
내분비 및 대사성질환	25.5	25.5	25	24.3	22.4	21.3	22.3	23.4	24.9	23.4	22.9
− 당뇨병	24.2	24.2	23.7	22.9	20.7	19.6	20.7	21.5	23	21.5	20.7
순환기계통의 질환	119.9	115.6	114.7	117.2	112.3	109.2	112.5	113.5	117.1	113.1	113.9
− 고혈압성 질환	10.4	9.3	9.4	11	9.6	9.6	9.6	10.1	10.4	9.4	10
− 심장 질환	36.7	39.3	41.1	43.7	43.4	45	46.9	49.8	52.5	50.2	52.4
− 뇌혈관 질환	70.1	64.1	61.3	59.6	56.5	52	53.2	50.7	51.1	50.3	48.2
호흡기계통의 질환	29.2	29.2	29.1	30.3	32.4	34.3	37.1	39.8	45.2	44.5	47.6
− 폐렴	7.1	8.5	9.3	9.3	11.1	12.7	14.9	17.2	20.5	21.4	23.7
− 만성하기도 질환	17.3	15.5	14.4	15.3	14.9	13.9	14.2	13.9	15.6	14	14.1
소화기계통의 질환	24.9	23	21.8	21.9	21.8	21.5	22.2	22.2	22.4	22.1	22.4
− 간 질환	19	17.2	15.5	14.9	14.5	13.8	13.8	13.5	13.5	13.2	13.1
사망의 외부요인	62.9	63.4	60.4	61.3	61.7	65.8	65.4	64.7	61.9	61.3	57.8
− 운수사고	17.1	16.3	15.9	15.5	14.7	14.4	13.7	12.6	12.9	11.9	11.2
− 자살	23.7	24.7	21.8	24.8	26	31	31.2	31.7	28.1	28.5	27.3

통계청 2013.12.13 자료/ 단위: 인구 10만명당 명

| 주요 사망 원인별 사망률 추이 |

2013년 통계청에서 발표한 국민사망통계에 따르면 심장 혈관 질환을 포함한 심뇌혈관계(즉, 순환기계) 질환의 사망률은 인구 10만명당 113.1명(심장 질환이 50.2명, 뇌혈관질환은 50.2명)으로 악성신생물(암, 인구 10만명당 149명)에 이어 두 번째로 많은 사망원인을 차지하였습니다. 자세히 들

여다볼까요?

사망률을 각각의 장기별로 보면 암에 의한 사망은 그 순위가 떨어지고, 심장 질환에 의한 사망이 증가 추세에 있습니다. 최근 수년간의 통계로 볼 때 뇌혈관질환은 여전히 우리나라에서 가장 중요한 사망원인으로 간주되고 있습니다. 이러한 통계자료는 우리나라의 사망 행태가 서구화되고 있다는 것을 보여줍니다. 뇌졸중은 과거에는 흔히 노인성 질환으로 알려져 있었으나 최근 우리나라는 의식주 형태를 포함한 생활 습관의 변화로 기록적인 수명의 증가를 고려하여 볼 때, 비교적 젊은 층인 50~60대에서도 많이 발생하는 것으로 알려져 있습니다.

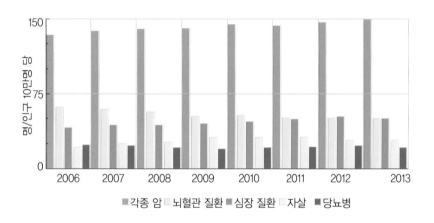

| 최근 주요 사망원인별 사망률 변화 |

그럼, 뇌졸중의 종류, 위험 인자, 증상과 자가진단법, 치료 및 예방법에 대해 자세히 알아보겠습니다.

02 뇌졸중의 종류

뇌졸중의 원인이며 이에 따라 혈관이 막히거나 터져서 뇌에 혈류공급이 안 되는 상태라고 언급했는데 이 원인으로 볼 때 뇌졸중은 크게 두 가지로 분류할 수 있습니다.

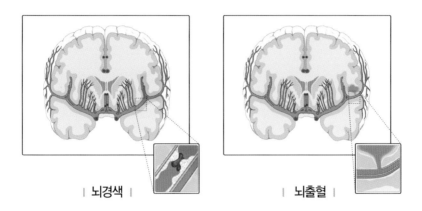

| 뇌경색 | | 뇌출혈 |

1) 뇌경색

뇌혈관이 막혀서 피가 통하지 않는 상태를 말하며 원인이나 형태에 따라 크게 3가지로 나누어 볼 수 있습니다.

(1) 혈전성 뇌경색

뇌혈관에 흐르는 혈류중의 기름기가 혈관벽에 침투하면서 동맥경화가 진행하게 되고, 이때 만들어진 죽상경화반이 파열되면서 생긴 혈관의 손상부위에 혈전(피떡 또는 선지)이 형성되어 혈관이 막히게 되는 상태를 말합니다.

(2) 색전성 뇌경색

뇌혈관 자체에서 생기는 혈전이 아니라 심장이나 상행 대동맥과 그 분지부 혈관 및 경동맥에서 형성된 혈전이나 죽상경화반의 찌꺼기가 혈류를 타고 흘러와서 뇌혈관이 막히게 되는 경우를 말합니다.

(3) 열공성 뇌경색

뇌혈관의 끝부분의 작은 혈관들이 막히게 되어 뇌에 경색이 점차적으로 발생하는 형태를 말합니다.

2) 뇌출혈

뇌혈관이 막히는 것이 아니고 터지면서 뇌에 혈액공급이 안 되고, 터져 나온 혈종으로 뇌가 눌리는 상태를 말합니다.

(1) 뇌내출혈

뇌혈관이 터지면서 뇌 안에 피가 고이게 되는데 대부분 신체에 마비가 발생하게 됩니다.

(2) 지주막하출혈 (거미막밑출혈)

태어날 때부터 혈관벽의 일부가 약한 부분이 있다면, 시간이 지나면서 점차 풍선처럼 부풀어올라 혈관벽이 매우 얇아지는 것을 뇌동맥류라고 합니다. 뇌동맥류가 터지게 되어 뇌를 싸고 있는 막인 지주막(거미막)아래에 피가 고이게 되는 병으로 신체에 마비가 발생하는 경우는 드물지만 심한 두통과 구토가 나타나게 됩니다.

3) 일과성 뇌허혈

어떤 형태로든 혈관이 완전히 막힌 상태가 아닌, 일시적으로 좁아진 뇌혈관이 수축하거나 또는 혈전에 의해 막혔다가 풀리면서 뇌졸중의 증상이 발생하였다가 수 분에서 수 시간 정도 후에 증상이 호전되는 경우를 말합니다. 보통은 피곤감이나 일시적인 기능의 문제로 생각하고 무시하기 쉬우나 일과성 뇌허혈 발작은 전체 경험자의 약 30%에서 나타납니다. 앞으로 발생할 뇌졸중의 매우 강력한 전조증상(보통 1개월 이내에 50%, 1년 이내에 약 10%, 2년 이내에 20%, 3년 이내에 30%) 일 수 있으니 반드시 뇌졸중 전문의와 상의해야 합니다.

뇌경색이 발병하면 여러 가지 신경학적 합병증 외에 신체활동이 줄어들면서 오랜 침상생활로 인해 욕창에 걸리기 쉽고 가래배출이 원활하지 않아서 폐렴이나 소변줄 유지로 인한 요로감염 등 합병증이 발생하게 되어 약 2년여의 건강수명이 단축된다고 합니다.

03 뇌졸중의 위험인자

1) 선천적 요인

나이, 가족력, 성별, 폐경

(1) 나이

55세 이후로 10세 증가 때마다 뇌졸중 발생은 2배씩 증가합니다(60세의 뇌졸중 발생률을 1 이라고 하면 70대, 80대가 되면서 2배, 4배로 증가합니다.)

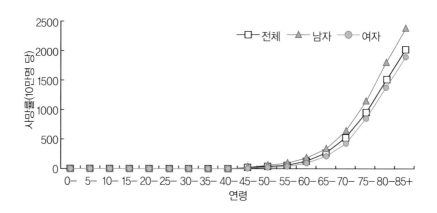

| 연령별 뇌졸중 사망률 |

(2) 성별

보통 외국은 여자에게서, 우리나라는 남자에게서 25~30%가 더 높게 나타난다고 합니다.

(3) 가족력

자녀에게 뇌졸중 발생확률은 아버지에게 뇌졸중 병력이 있는 경우 2.4배이고 어머니에게 뇌졸중 병력이 있는 경우 1.4배입니다.

2) 후천적 요인

고혈압, 당뇨병, 이상지질혈증, 흡연, 과음, 비만과 운동부족

(1) 고혈압

혈압의 적절한 조절은 뇌졸중뿐만 아니라 치매의 예방에 매우 중요합니다(치매의 1/3정도가 뇌졸중 후에 옵니다). 지속적인 고혈압은 전신혈관뿐 아니라 뇌혈관에 동맥경화를 악화시키고 혈관의 경직도를 높여 탄력을 잃게 되어 혈관이 잘 터지게 합니다. 전체적으로 고혈압 환자는 일반인에 비해 뇌졸중 위험성이 2배에서 4배까지 높다고 알려져 있습니다. 고혈압 환자를 연령대별로 보면 뇌졸중 발생률이 50대에 4배, 60대에 3배, 70대에 2배, 80대에 1.4배 높습니다. 다만 혈압은 특별한 증상이 없어 합병증이 생긴 다음에야 자신이 고혈압인 것을 알게 되는 경우가 많습니다. 평소 혈압을 자주 측정하여 평소보다 급격히 혈압이 상승하거나 수축기 혈압이 120mmHg, 이완기 혈압이 80mmHg 이상으로 상승하게 되면 전문의를 찾는 것이 좋습니다. 꼭 뇌졸중 예방이 아니더라도 높은 혈압을 방치하거나 적절히 조절하지 않으면 심부전, 심방세동과 같은 부정맥등의 심장 질환이 추가로 발생하게 되고 콩팥기능의 소실 및 망막혈관의 변화로 고혈압성 시력저하 및 손상 등의 합병증이 발생할 수 있습니다.

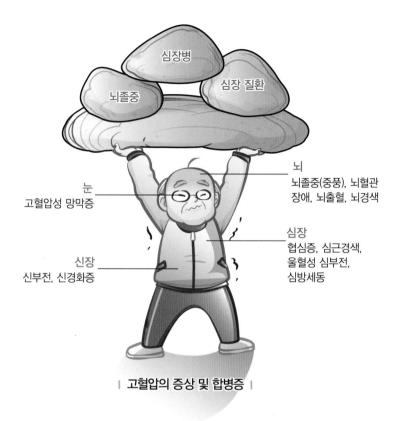

| 고혈압의 증상 및 합병증 |

(2) 흡연

　담배 연기 속에는 잘 알려진 여러 가지 발암물질 외에도 혈관을 수축시키는 니코틴이 들어있습니다. 흡연은 우리 몸의 염증반응을 촉진시켜 혈관에 미세한 염증이 발생하게 되며 치유되는 과정에서 혈관의 손상을 유발하게 되고 혈중의 지질 등이 혈관내벽에 더욱 잘 침착되게 하여 동맥경화를 악화시킵니다. 흡연자는 일반인에 비해 뇌졸중 발병 확률이 2~3배까지 높고 흡연량에 비례하여 발생률이 더 커집니다(뇌졸중 발병 확률은 하루 2갑 피우는 고도흡연자가 반 갑 이하로 피우는 사람에 비해 2배 더 높습니다). 1년간 금연하면 뇌졸중 발생률이 흡연자의 50%로 감소하고 5년 이상 금연하면 비흡연자 수준으로 떨어집니다.

(3) 당뇨병

당뇨병은 동맥경화의 가장 중요한 위험 인자중의 하나로 당뇨병 환자의 뇌졸중 발생률은 정상인의 최소 2배 이상 높으며 뇌졸중에 걸리게 될 경우 여러 가지 합병증이 발생하여 사망률도 더 높습니다.

(4) 심장병

심방세동 같은 부정맥 질환, 심내막염을 포함한 판막 질환, 허혈성 심장질환의 후유증이 발생한 경우 뇌졸중의 위험이 증가하게 됩니다. 심근경색, 협심증, 좌심실비대, 심부전, 심장판막질환자는 뇌졸중 발생률이 2~4배 정도 증가된다고 알려져 있어서 심장 질환을 진단받은 환자는 정기적인 심장초음파 등의 심장검사가 반드시 필요합니다.

(5) 심방세동

인구 100명중 1명 꼴로 있는 비교적 흔한 부정맥으로, 맥박이 불규칙하게 뛰는 병입니다. 심방세동 환자가 중풍 예방요법을 하지 않으면 약 1/3이상에서 뇌졸중이 발생하게 됩니다. 일단 뇌졸중에 걸리게 된 경우에도 다른 원인에 의한 뇌졸중 환자에 비해 예후가 매우 안 좋으니 평소에 철저한 중풍예방요법이 필요합니다. 우리 나라는 현재 국가건강검진에서 심전도가 빠져있어서 무증상 환자의 경우에는 자가로 알아보지 않으면 심방세동 유무를 알 수 없으니 의심되면 가까운 내과를 찾아서 확인해야 합니다. 만약 심방세동을 진단받게 된다면 가급적 빠른 시일 내에 심장내과 전문의와 뇌졸중 예방을 어떻게 해야할지에 대해 상담을 해야 합니다.

(6) 경동맥 협착

65세 이상의 5~9%에서 무증상 경동맥 협착이 있으며, 특별한 증상이 없더라도 경동맥 협착이 있는 사람의 뇌졸중 발생률은 정상인의 2배입니다.

(7) 이상지질혈증

이상지질혈증은 동맥경화의 가장 중요한 원인입니다. 피 속에 떠다니는 기름이 혈관벽에 끼게 되면 녹슨 수도관처럼 혈관이 좁아져 막히게 되고 뇌졸중이 오게 됩니다. 총 콜레스테롤이 240~279mg/dL 이면 2.6배의 뇌졸중 발생률을 보여 이상지질혈증은 담배나 고혈압등과 같이 소리없는 살인자로 불립니다. 그러나 경우에 따라서 지나치게 콜레스테롤이 낮으면 뇌출혈이 증가하는 경향이 있어서 균형 있는 식사가 중요합니다. 이상지질혈증은 아무런 증상이 없으므로 질병의 유무를 확인하기 위해서는 반드시 병원을 찾아가서 피검사를 해야만 합니다.

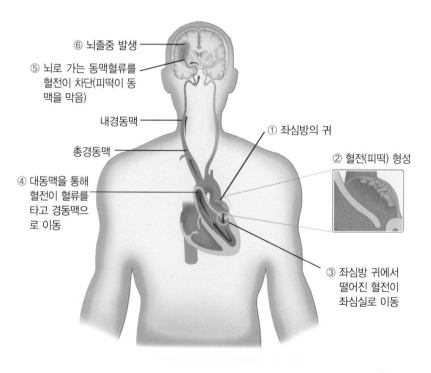

| 심방세동과 뇌졸중 발생과정 |

(8) 비만과 운동부족

체질량지수(BMI: body mass index)는 비만도를 알아보는데 흔히 쓰이는데 BMI가 30이상인 사람의 경우는 뇌졸중 발생률이 약 2배 정도 증가합니다. 그러나 근육량이 많은 사람, 임산부, 어린이, 쇠약한 노인의 경우는 체질량 지수의 해석에 주의를 해야 합니다. 최근 연구에 의하면 정상체중보다 1단계 비만 환자의 사망률이 6% 정도 낮고 2단계 비만인 사람의 사망률은 정상체중인 사람과 큰 차이가 없으며 고도 비만인 사람들은 정상 BMI인 사람보다 사망률이 29% 더 높다고 하여 BMI로는 실제로 '마른 비만(BMI는 낮으나 체지방률이 높은 사람)'을 가려낼 수 없다는 결론을 얻었습니다.

BMI와는 별도로 복부비만은 중요한 위험 인자입니다. BMI가 높지 않더라도 배가 나온 사람은 적당한 운동과 식사요법으로 체중을 조절하고 배가 나오지 않도록 하는 것이 중요합니다. 우리나라 사람의 복부비만 기준은 학회에 따라 조금씩 차이가 있으나 대체로 허리둘레를 재서 남자는 90cm (35인치)이상 여자는 85cm (33.5인치)이상인 경우가 해당됩니다. 운동을 안 하는 사람은 하는 사람에 비해 뇌졸중 발생률이 2.7배 증가하고 운동량과 운동시간이 많을수록 뇌졸중 발생률이 감소합니다.

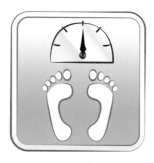

몸무게
(단위 : kg)

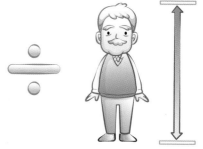

키 × 키
(단위 : m)

체중	BMI
저체중	18.5 미만
정상	18.5~25
비만	25 이상

BMI와 비만 등급

예시) 몸무게 70kg에 키 170cm이면 70 ÷ (1.7 × 1.7) = 24.2

| 체질량지수 (BMI) |

계산식	$\dfrac{\text{허리둘레}}{\text{엉덩이 둘레}}$	
	·허리 둘레 : 배꼽을 지나는 배의 둘레 ·엉덩이 둘레 : 엉덩이의 최대 돌출 부위의 둘레	
판정 기준	정상	남성 : 0.8~1.0 미만 여성 : 0.7~0.85 미만
	비만	남성 : 1.0 이상 여성 : 0.85 이상

| 복부비만 측정법에 의한 비만도 계산법 |

(9) 음주

건강한 사람들의 경우에는 맥주 250cc, 소주 50cc, 양주 25cc를 한 잔으로 볼 때 하루 2잔 정도(알코올 20g) 마신 사람들(체구가 작은 여성은 하루 1잔 이내)은 전혀 안 먹는 사람보다 뇌졸중 발생률이 1/2 정도 감소한다는 연구결과가 있습니다. 그러나 매일 7잔 이상 마신 사람들은 뇌졸중 발병률이 3배 정도로 증가합니다. 자제가 잘 되지 않는 사람들은 차라리 먹지 않는 것이 좋고 여러 사람이 모여서 먹는 술자리에는 가지 않도록 합니다. 술을 마시게 될 경우 급하게 마시지 말고 안색이 변하거나 가슴이 두근거리거나 답답하고 숨찬 증상이 생기면 심장에 무리가 되었다는 증상이니 더 이상 마시지 않는 것이 좋습니다. 특히 평소에 잘 안 마시다가도 폭음을 하는 것은 뇌출혈의 매우 중요한 위험 인자입니다. 술을 오랜 기간 마셔온 사람의 경우는 알코올에 대한 내성이 생겨 술에 잘 취하지 않는 현상이 생기는데, 이렇게 되면 점차 취하기 위해 마셔야 하는 술의 양이 늘게 되고 더욱 건강을 해치기 쉬우므로 몸이 건강해서 술이 잘 취하지 않는다고 생각해서는 안됩니다. 특히 당뇨병이나 고혈압 환자라면 술과 관련된 여러 가지 합병증이 잘 발생하므로 아예 술을 입에 대지 않는 것이 좋습니다.

(10) 식사 습관과 영양

- 야채와 과일을 많이 먹는 사람들은 뇌졸중 발생률이 2/3 정도 적게 나타납니다.
- **소금 섭취량 줄이기**: 소금은 우리 몸에서 체액의 균형이나 신경의 유지, 또는 근육기능과 여러 가지 생리적 조절기능에 매우 중요한 역할을 하는 물질입니다. 소금은 나트륨과 염소의 화합물로 엄밀히 말하자면 건강에 중요한 영향을 미치는 것은 나트륨입니다. 나트륨은 정상적으로 하루 0.2~0.5g 정도가 필요한데 우리나라 사람은 예로부터 곡류를 많이 섭취하면서 짠맛을 지닌 저장식품(젓갈, 소금에 절

인 생선, 장아찌, 김치 등)이 발달하여 대체로 음식을 짜게 먹기 때문에 하루 평균 15g 내외로 먹는다는 보고가 있습니다. 지나치게 짜게 먹게 되면 두통, 피로감, 갈증, 근육통의 증상이 발생할 수 있고, 혈관 내피세포의 건강에 영향을 미쳐 혈관확장이 잘 되지 않고 동맥경화를 촉진하여 장기적으로 심뇌혈관계의 위험성을 올리게 됩니다. 나트륨 섭취를 줄이려면 가급적 조리 시에 소금을 적게 쓰고 식탁에서 소금통을 치우는 것이 좋습니다. 짠 맛을 내려면 무염간장이나 나트륨이 적게 들어있는 소금을 사용해야 합니다. 소금에는 염전에서 채취한 굵은 소금(천일염), 화학적으로 정제한 소금(정제염), 그리고 천일염과 정제염을 혼합하여 만든 소금(꽃소금)이 있는데 시중에 유통되는 정제염은 같은 양의 천일염이나 꽃소금에 비해 염도가 훨씬 높아 나트륨 섭취량이 많을 수 있으니 주의해야 합니다. 육류는 과일이나 야채에 비해 나트륨 양이 많으므로 육류 섭취를 줄이고 과일이나 신선한 야채 섭취를 늘려야 합니다.

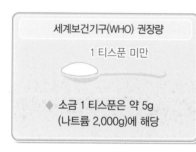
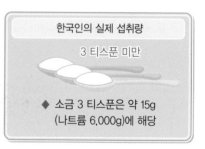

| 소금 섭취의 WHO 권장량과 한국인의 실제 섭취량 |

- **칼륨 섭취량 늘리기:** 칼륨이 풍부한 음식을 먹게 되면 나트륨 배설을 촉진하여 혈압상승을 억제하는 역할을 하므로 나트륨 섭취는 줄이면서 칼륨을 충분히 섭취하는 것이 좋습니다. 그러나 콩팥기능이

좋지 않은 환자나 고령 환자는 전해질 불균형이 올 수 있고 이러한 경우는 치명적인 부정맥이나 심부전을 일으킬 수 있습니다.

- **기름기가 적은 음식 먹기:** 기름기가 많은 음식을 먹을수록 몸 속에서 이상지질혈증이 악화될 수 있으므로 콜레스테롤이 많이 함유되어 있는 달걀 노른자, 오징어, 새우, 생선 알(명란젓), 성게 등과 콜레스테롤 수치를 높이는 대표적인 식품인 삼겹살, 소시지, 버터, 생크림, 치즈 등의 섭취는 가급적 줄입니다. 또한 콜레스테롤 함량이 적거나 낮추는 것으로 알려진 등 푸른 생선(참치, 꽁치, 고등어, 정어리, 멸치 등), 표고버섯, 올리브유, 해조류 및 견과류의 섭취를 늘리는 것이 좋습니다.

(11) 코골이나 수면무호흡

코를 고는 이유는 성대의 상부와 코와 목이 연결되는 부위의 일부가 좁아져서 숨을 쉴 때 공기가 지나가다가 입천장 뒤쪽의 조직을 진동시켜서 발생하는 것인데, 3~4단계의 깊은 잠을 방해하며 주간 졸림증을 유발하거나 함께 자는 사람의 수면을 방해하게 됩니다. 수면무호흡은 공기 흐름이 10초 이상 또는 호흡이 정지한 상태를 말합니다. 한 시간에 5회 이상, 전체 수면시간 중에 30회 이상이면 수면무호흡증으로 진단할 수 있습니다. 수면무호흡의 종류에는 뇌와 중추장애에 의해서 호흡노력이 관찰되지 않는 '중추성 수면무호흡증'과 상기도의 후두부가 폐쇄되어 공기흐름이 막히는 '폐쇄성 수면무호흡증'이 있습니다. 코를 고는 사람은 뇌졸중의 발생빈도가 그렇지 않은 사람의 2배 정도 증가한다고 합니다. 수면과 관련된 호흡장애는 자고 있는 동안 나타나는 현상으로 스스로 인지하기 어려워 주간에 과도한 피곤이나 졸림이 있으면 해당분야 전문의를 찾는 것이 좋습니다.

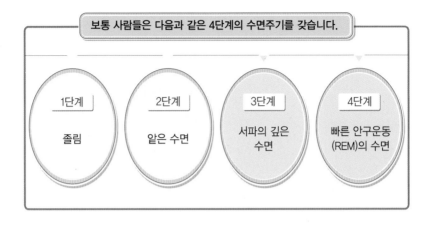

보통 사람들은 다음과 같은 4단계의 수면주기를 갖습니다.

1단계	2단계	3단계	4단계
졸림	얕은 수면	서파의 깊은 수면	빠른 안구운동 (REM)의 수면

| 수면 단계 |

(12) 다리의 심부 정맥 혈전증

다리의 근육 깊숙한 곳에 있는 정맥에 혈전이 생긴 것을 심부정맥혈전증이라고 합니다. 심부정맥혈전증이 생기면 다리에서 심장으로 피가 되돌아가지 못해 다리가 붓고 아플 수 있고 이 혈전이 떨어져 나오면 대정맥을 타고 우심방과 우심실을 거쳐서 폐동맥으로 가서 폐동맥색전증을 유발하게 됩니다. 가끔 우심방과 좌심방 사이에 이상 통로(심방중격결손이나 난원공개존)가 있는 경우라면 평소 뇌졸중의 위험 인자가 없는 젊은 사람에게서도 다리의 심부 정맥의 혈전이 우심방으로 들어 온 다음 이상통로를 거쳐서 좌심방으로 들어가고 좌심실을 지나 상행 대동맥을 타고 뇌로 가는 경우도 있습니다. 이러한 이상 통로는 심장초음파를 통해서 확인할 수 있습니다.

04 뇌졸중의 증상과 자가 진단법

뇌졸중의 가장 흔한 증상은 갑자기 얼굴이나 팔과 다리에 마비가 오는 현상으로 멍멍하거나 저린 느낌이 드는 경우도 있습니다.

1) 안면마비

입술이 한쪽으로 돌아가는 경우가 있고 자가 진단 시 웃는 모양을 하거나 "이~"발음을 할 때 입 모양이 다르거나 얼굴 한쪽의 감각이 다릅니다.

2) 반신마비

뇌혈액 공급이 원활치 않게 되면 같은 쪽의 얼굴과 반대편의 팔과 다리에 마비감이 오고 힘이 빠지는 경우가 많습니다(물건을 쥐고 있다가 갑자기 떨어뜨리는 경우). 자가진단법은 반듯하게 선 채 손바닥을 하늘을 향하도록 펴서 앞으로 나란히 자세를 10초 동안 유지해보는데 한쪽 팔꿈치가 굽혀지거나 10초 전에 한쪽 팔이 떨어진다면 의심해야 합니다. 또 양쪽 손에 엄지손가락을 말아 쥐고(또는 같은 크기의 물건을 넣고) 꼭 쥐었을 때, 양쪽 손의 쥐는 힘이 다르다면 의심해야 합니다.

3) 갑작스런 언어 및 시각장애

갑자기 말을 하지 못하거나 발음이 어눌해지고, 엉뚱한 말을 하거나 말을 이해하지 못하는 경우도 있습니다. 갑자기 한쪽 또는 양쪽 눈의 시각장애가 생기거나 물체가 둘로 보이는 증상이 나타날 수 있습니다.

4) 보행장애

갑자기 걷기 힘들거나 균형을 잡기 힘들고 빙빙 도는 어지럼증을 느낍니다.

5) 갑작스런 두통과 구토

특별한 이유 없이 갑자기 심한 두통을 동반한 구토증이 날 수 있습니다.

6) 일과성 허혈 발작

뇌졸중의 증상이 잠시 나타났다가 회복되는 경우로 뇌졸중으로 진행할 수 있으며 뇌졸중이 발생하면 마비가 풀리지 않을 수 있으니 안심하지 말고 즉시 병원을 방문해야 합니다.

뇌졸중으로 오인되기 쉬운 증상

손발이 저리거나 시리다, 뒷목이 뻐근하다, 눈꺼풀이나 얼굴이 실룩거린다, 손이 떨린다 등의 이런 증상이 있다고 모두 뇌졸중은 아닙니다.

05 뇌졸중의 치료

　증상 발생시 환자나 가족이 집에서 할 수 있는 응급조치는 거의 없으므로 즉시 뇌졸중 전문치료가 가능한 큰 병원 응급실에 방문해야 합니다. 같이 병원에 갈 가족이나 이웃에게 전화를 했는데 연락이 안 될 경우는 기다리지 말고 지체 없이 119 구급대에 전화를 합니다.

　시간이 곧 뇌입니다. 뇌졸중에 걸렸다고 의심하는 순간부터 뇌가 죽어가고 있다는 사실을 기억해야 합니다. 뇌졸중의 원인을 빨리 제거하는 것이 뇌의 회복에 가장 중요합니다. 응급실에서 혈전에 의해 뇌혈관이 폐쇄된 뇌경색이라고 판단되면 혈전용해제를 발병 후 3시간 이내에 정맥내로 투여합니다. 혈전용해제를 빨리 투여할수록 뇌경색의 크기가 줄어들 수 있기에 발병 후 시간이 많이 지나서 병원에 오게 되면 뇌출혈의 발생 위험성이 증가하여 혈전용해제의 사용이 제한적일 수 있습니다.

06 뇌졸중의 예방법

1) 본인이 어떠한 위험 인자를 지니고 있는지 알아봅니다. 선천적인 위험 인자로 부모님과 형제자매의 병력, 조기 폐경력등이 있습니다.
2) 신체활동을 많이 하고 규칙적인 운동을 합니다. 출퇴근시간을 활용하여 많이 걷고 가까운 층은 엘리베이터보다 계단을 이용합니다.
3) 건강한 식사 습관을 통해 비만을 예방하고 만성 질환을 관리합니다.
4) 절주하고 금연합니다.
5) 뇌졸중의 위험증상을 숙지해야 합니다.

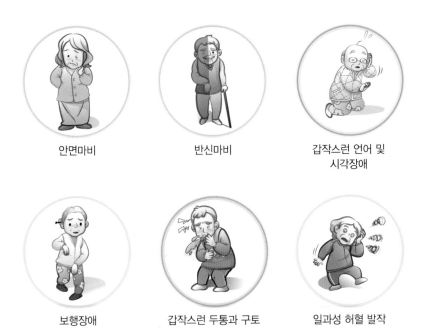

안면마비   반신마비   갑작스런 언어 및 시각장애

보행장애   갑작스런 두통과 구토   일과성 허혈 발작

| 뇌졸중의 대표적인 위험 증상 |

07 Q&A

Q1 손발 떨림이나 저림, 눈꺼풀이나 얼굴 떨림, 양쪽 팔이나 다리에 기운이 빠지거나 시린 증상은 뇌졸중의 증상인가요?

A ⋯▸ 이런 현상들은 주로 말초신경증이나 스트레스와 관련된 증상으로, 전형적인 뇌졸중의 증상이라 보기는 어렵습니다. 뇌졸중의 가장 흔한 증상은 대칭적이지 않은 얼굴, 팔, 다리의 마비와 언어장애가 갑자기 나타나는 것입니다.

Q2 뇌졸중이 의심될 경우 무조건 가까운 병원으로 가면 되나요?

A ⋯▸ 병원을 빨리 가는 것은 맞으나 무조건 가까운 병원보다는 뇌졸중을 전문적으로 진단하고 치료할 수 있는 가급적 큰 병원을 방문하는 것이 더 유리할 수 있습니다(CT나 MRI등의 시설이 갖추어져 있고 응급진료가 가능한 의료진이 대기하는 곳).

Q3 평소 짜게 먹으면 중풍이 잘 오나요?

A ⋯▸ 소금을 많이 섭취하면 소금 성분이 혈관 안으로 물을 끌어당겨 혈압이 상승하게 되고 혈관내피세포의 기능을 악화시켜 뇌졸중의 위험이 증가하게 됩니다. 그러므로 가급적 싱겁게 먹도록 합니다.

뇌졸중 예방을 위한 생활지침

담배는 반드시 끊습니다.
(금연)

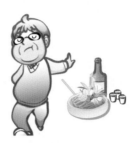

술은 하루에 한 두잔
이하로! (절주)

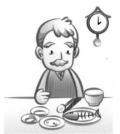

음식은 싱겁게 골고루
먹고, 채소와 생선을
충분히 섭취

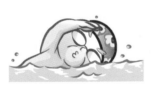

매일 30분 이상
충분히 운동

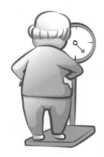

적정 체중/
허리둘레 유지!

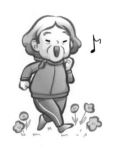

스트레스 줄이고,
즐거운 마음으로 생활!

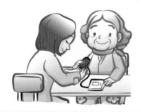

정기적으로 혈압, 혈당,
콜레스테롤 측정

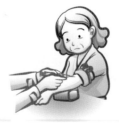

고혈압, 당뇨병에 대한 적절한
약물치료

V.

말초혈관 이상의 관련 질환

대동맥 질환

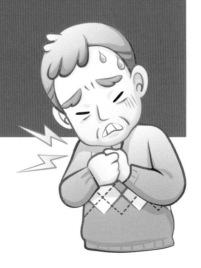

01 가장 흔한 대동맥 질환

대동맥은 심장의 좌심실에서 시작되는 동맥의 본 줄기로, 혈류를 공급하는 일종의 고속도로라고 할 수 있습니다. 대동맥은 심장에서 나오는 높은 압력을 견디기 때문에 다른 혈관들보다 혈관벽이 두툼하며 탄력성이 매우 강합니다. 대동맥은 부위에 따라 상행 대동맥, 대동맥궁, 하행 대동맥과 복부 대동맥으로 분류되며, 각각의 부위에 호발되는 대동맥 질환들 또한 다릅니다.

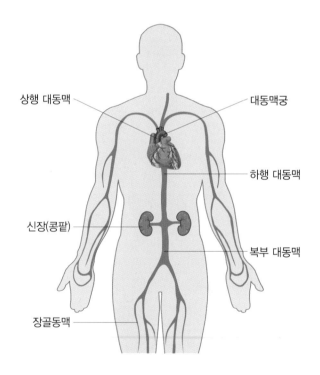

| 대동맥의 구조 |

여러 대동맥 질환 중 가장 흔한 것으로는 대동맥 박리증과 대동맥류가 있습니다. 빈도는 드물지만 대동맥 축착증, 대동맥염이나 동맥경화에 의한 대동맥 폐쇄증 등도 발생할 수 있습니다

대동맥 질환은 협심증이나 심근경색증, 부정맥 등 흔히 알려진 심장 질환에 비해 발생빈도가 낮지만 신속하고 제대로 된 치료가 되지 않을 경우 사망률은 훨씬 높습니다. 이 글에서는 가장 흔하지만 위험한 대동맥 질환인 대동맥 박리증과 대동맥류를 위주로 하여, 대동맥 질환에는 어떠한 병들이 있는지와 그 원인, 진단 방법, 치료 및 관리와 재발 방지에 관하여 알아보도록 하겠습니다.

1) 대동맥 박리증 (Aortic dissection)

정상적인 대동맥은 세 겹의 두꺼운 벽으로 이루어져 있는데, 대동맥 박리증은 대동맥의 내막이 기저 질환에 의해 찢어져 혈액이 원래 흘러야 하는 통로(진강: True lumen)로부터 높은 압력의 혈류가 빠져 나와 중막의 내층과 외층을 급속히 박리시키면서 새로 생긴 공간(가성 내강: False lumen)을 형성하게 되는 질병입니다. 결과적으로 대동맥은 진강과 가성 내강으로 나뉘게 되며, 대동맥 벽의 탄력성이 매우 약해지기 때문에 파열의 위험이 매우 높아지게 됩니다. 또한 가성 내강에 의해 진강의 내경이 줄

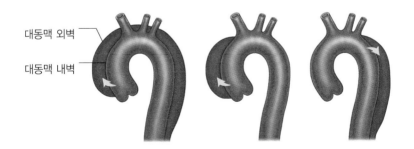

대동맥 외벽

대동맥 내벽

| 대동맥 박리의 다양한 형태 |

어들어 중요 장기에 혈류가 제대로 공급되지 않는 상황, 즉 허혈이 발생하여 심각한 의학적 문제를 일으킬 수 있습니다. 대동맥 박리증은 박리가 시작된 지 2주 이내의 상태를 급성기, 2주 이상 지난 경우를 만성기라고 분류하며, 일반적으로 급성기 상태의 대동맥 박리증은 생명을 위협할 수 있는 위중한 상태입니다.

2) 대동맥류 (Aortic aneurysm)

대동맥류는 대동맥 벽이 약해지고 늘어나서, 직경이 주변 대동맥보다 2배 이상 커지는 상태를 지칭하는 질환입니다. 대동맥 박리증과는 다르게 흉부 대동맥에 발생하는 대동맥류와 복부 대동맥에 발생하는 복부 대동맥류는 원인 질환 및 발생 빈도에서 큰 차이를 보입니다. 대동맥류의 발생 빈도는 흉부에 비해 복부가 훨씬 높으며, 전체 대동맥류의 약 70% 이상은 복부 대동맥류입니다. 대동맥류는 일반적으로 무증상이지만, 크기가 5cm 이상 되면 파열의 위험도가 급격히 증가하기 때문에 전문적인 의료진의 관리와 치료를 받아야 합니다.

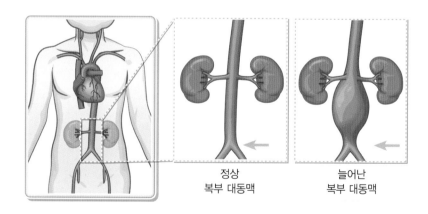

정상
복부 대동맥

늘어난
복부 대동맥

| 복부 대동맥류의 모식도 |

3) 대동맥 축착증 (Arotic coarctation)

대동맥 축착증은 대동맥의 어느 한 부분이 선천적으로 좁아져 있는 질환으로, 주로 흉부대동맥에 발생하나 드물게 복부 대동맥에도 발생할 수 있습니다. 단독으로도 발생하나 흔히 이판성 대동맥 판막이나 심실중격결손증과 동반되기도 합니다. 대동맥의 협착 정도에 따라 증상 발생 연령이 다양하며 최근 진단 기술의 발달로 주로 소아 시기에 병원을 방문하게 됩니다.

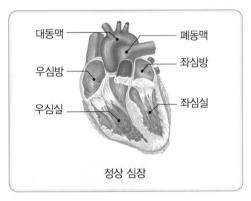

대동맥   폐동맥
우심방   좌심방
우심실   좌심실

정상 심장

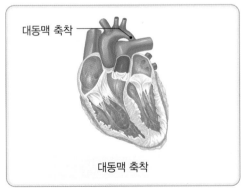

대동맥 축착

대동맥 축착

| 대동맥 축착증 |

4) 대동맥염 (Aortitis)

대동맥염은 여러 원인에 의하여 대동맥 혈관에 염증 세포가 침윤하여 혈관벽의 부종, 폐쇄, 파열 등을 일으키는 질환을 의미합니다. 매독균, 살모넬라균과 같은 세균도 드문 원인이나 원인 불명의 비특이성 혈관염인 다카야수병과 베체트병이 가장 높은 빈도를 보입니다. 다카야수병에 의한 대동맥염은 염증이 지속되면서 혈관 내막이 증식하고 외막은 섬유화되어 대동맥 혈관이 딱딱해지고 혈류가 흐르는 내강이 좁아지게 되어 허혈 증상이 발생하게 됩니다. 베체트병에 의한 대동맥염은 대동맥에 내막과 중막, 외막 등의 정상적인 세 층의 동맥벽 구조가 없는 가성 동맥류를 잘 형성하여 파열의 위험도가 높아지게 됩니다.

다카야수 동맥염	• 대동맥을 포함한 큰 혈관에 생기는 혈관염 • 주로 50세 이전 여성에게 많이 발생 • 맥박이 약하고 어지럽고 기운이 없어 쓰러지기도 함 • 서양보다 동양에서 발생 빈도가 높음
베체트병	• 반복성 구강 궤양, 반복성 외음부 궤양, 피부 발진, 눈의 염증 등이 주 증상 • 관절염, 소화기계, 신경계, 심혈관계 등 부증상 • 우리나라의 경우 여자에게 발생 빈도가 높음
세균성 질환	• 매독균, 살모넬라균과 같은 세균성 질환

| 대동맥염의 대표적인 종류 |

02 대동맥 질환의 발생 원인

1) 대동맥 박리증 (Aortic dissection)

대동맥 박리증의 가장 중요한 원인이자 위험 인자는 조절되지 않은 고혈압입니다. 고혈압과 같은 후천적 요인 이외에 유전-선천적인 질병으로 인한 경우는 마르판 증후군이 가장 유명합니다. 마르판 증후군은 대동맥을 구성하고 있는 결합조직의 선천적 이상으로 대동맥의 탄력성이 저하되고 늘어나서 대동맥류 및 대동맥 박리를 잘 일으킵니다. 드물지만 흉부 외상이나 임신, 노화 등도 대동맥 박리증의 원인으로 보고됩니다. 일반적으로 대동맥 박리증은 남성이 여성에 비하여 발생률이 높으며 상행 대동맥이나 대동맥궁에서 잘 발생합니다. 복부 대동맥에서는 대동맥 박리증보다 대동맥류가 잘 발생합니다.

2) 대동맥류 (Aortic aneurysm)

대동맥류의 원인은 발생 부위에 따라 흉부와 복부가 매우 다릅니다. 흉부 대동맥류의 원인은 고혈압, 흡연, 이상지질혈증, 폐기종, 동맥벽의 염증, 고령의 남성과 같은 원인 이외에 유전-선천성 질환인 마르판 증후군이 중요한 원인입니다. 일부 문헌에 따르면 흉부대동맥류의 약 20~30%는 유전 선천성 질환에 의하여 발생한다고 합니다. 대부분의 흉부대동맥류는 증상이 없으며 크기 증가로 인한 대동맥 박리가 발생하여 병원에 내원하는 경우가 흔합니다. 즉, 흉부에서 대동맥류와 대동맥 박리는 서로 밀접한 연관이 있습니다.

이에 반하여 복부 대동맥류는 일반적으로 대동맥 박리증으로 잘 진행하지는 않지만 복부 대동맥류가 파열이 되어 병원에 내원하는 경우가 더 많습니다. 복부 대동맥류도 흉부대동맥류처럼 일반적으로 무증상이나 크기가 증가하면 복부에서 박동성 종괴(덩어리)가 만져져서 내원하는 경우가 많습니다. 복부 대동맥류의 가장 중요한 원인은 복부 대동맥에 존재하는 동맥경화 입니다.

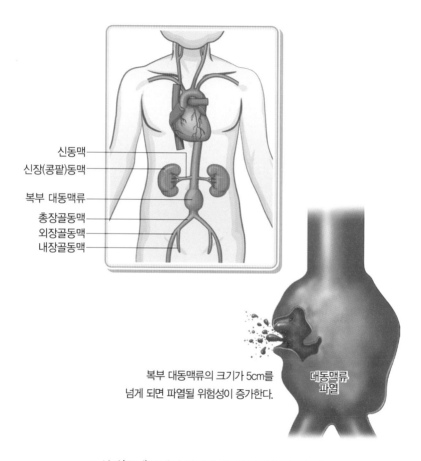

신동맥
신장(콩팥)동맥
복부 대동맥류
총장골동맥
외장골동맥
내장골동맥

복부 대동맥류의 크기가 5cm를
넘게 되면 파열될 위험성이 증가한다.

대동맥류
파열

| 신장(콩팥)동맥의 하방에 발생한 복부 대동맥류 |

03 대동맥 질환의 검사와 진단

　대동맥 질환은 일반적으로 초음파나 컴퓨터 단층촬영, 자기공명영상과 같은 검사를 통해 진단됩니다. 현재까지 피검사나 단순 방사선 촬영 등으로 조기에 발견하기는 어렵습니다. 또한 대동맥의 직경이 증가하거나 대동맥 박리증이 발생하여 흉통을 호소하기 전까지 많은 환자들이 무증상이기 때문에 선별 검사가 매우 어려운 질환 중의 하나입니다. 요즘 외과, 내과적 질환으로 영상 검사를 시행한 환자들에서 우연히 대동맥 질환이 발견되는 경우가 많아 우연히 조기 발견되는 경우가 증가하고 있습니다. 복부 대동맥류는 대동맥 박리가 쉽게 진단이 될 수 있는 질환이고 현재 우리 나라에서도 건강검진 시 많은 분들이 복부 초음파를 시행받기 때문에 복부 대동맥류의 유병률이 과거에 비하여 크게 늘었습니다. 복부 대동맥류는 동맥경화, 고혈압과 같은 심장혈관 위험 인자에 의해 발생하기 때문에 심장 질환이나 고혈압으로 치료 받고 있는 환자는 적어도 5년에 한번 이상은 복부 초음파를 받는 것이 권고됩니다. 허혈성 심장 질환의 위험 인자인 고혈압, 당뇨, 흡연 등은 복부 대동맥류의 위험 인자로도 알려져 있어 이 질환의 발병은 향후 더 증가할 것으로 예측됩니다.

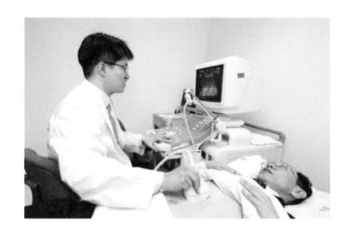

| 복부 초음파 검사 |

04 대동맥 질환의 대표적인 증상

대동맥 질환의 증상은 병에 따라 매우 다릅니다.

1) 대동맥 박리증 (Aortic dissection)

대동맥 박리증 환자는 칼로 베는 듯한 흉통을 호소하며, 흔히 고혈압과 동반되어 있어 어지러움증이나 두통, 오심 등도 나타날 수 있습니다. 대동맥 박리증이 진행하여 가성 내강이 진강을 누르는 경우 중요 장기에 허혈이 발생할 수 있는데, 특히 사지로 가는 혈류가 막히게 되면 다리가 창백해지고 맥박이 소실되게 됩니다. 신장으로 가는 혈류가 막히게 되면 신장경색이 발생하여 옆구리가 아플 수 있으며 장간막 동맥이 막히면 장허혈 증상이 발생하여 구토와 전신 쇠약감, 오심 등의 소화기계 증상이 발생합니다.

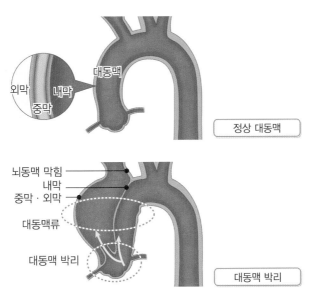

| 정상 대동맥과 대동맥 박리증의 비교 |

2) 대동맥류 (Aortic aneurysm)

대동맥류는 앞서 언급한 바와 같이 대개 무증상입니다. 흉부대동맥류 환자는 대동맥 박리증이 발생하여 흉통으로 내원하는 경우가 흔하며, 복부 대동맥류는 배에 박동성 종괴가 만져지거나, 복부 대동맥류가 커지면서 장을 눌러 소화가 잘 되지 않는 증상이 나타나기도 합니다.

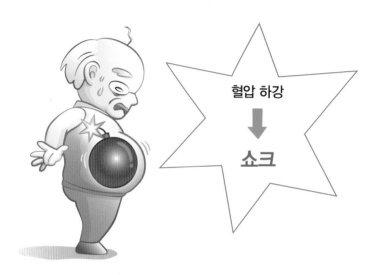

| 대동맥 파열 시 사망률이 90% 이상 |

한편, 대동맥류와 대동맥 박리로 인해 대동맥이 파열되면 혈압이 떨어지는 쇼크 증상이 발생하는데, 매우 위험한 상황으로 대동맥 질환으로 인한 대동맥 파열은 수술이나 시술적 치료에도 불구하고 사망률이 90%이상으로 매우 높습니다.

05 대동맥 질환의 치료 - 수술 또는 혈관내 중재술

1) 대동맥 박리증 (Aortic dissection)

대동맥 박리증은 대동맥 박리가 대동맥의 어느 부위까지 진행하였는가에 따라 치료법이 매우 다릅니다. 상행 대동맥이나 대동맥궁을 침범한 대동맥 박리증은 수술을 해야 합니다. 대부분의 병원에서는 박리된 혈관을 제거하고 상행 대동맥을 인조 혈관으로 치환하는 수술을 시행하고 있습니다. 수술의 목적은 박리가 진행하여 상방 또는 하방으로 진행하는 것을 방지하고 내막 열상 부위를 절제하여, 파열의 위험성을 낮추는 것입니다. 그러나 상행 대동맥이나 대동맥궁을 침범한 대동맥 박리증은 대부분 매우 응급한 상태로 환자가 위중하며 합병증 발생률이 높아 수술 후 예후가 좋지 않은 경우가 있습니다. 한편 하행 대동맥만 침범한 대동맥 박리증의 경우는 증상이 없고 합병증이 발생하지 않은 만성 상태일 경우 수술적 치료 없이 약물치료로 경과 관찰할 수도 있습니다. 약물치료의 목적은 혈압과 맥박수를 조절하여 대동맥 박리증이 상방이나 하방으로 진행되는 것을 억제하는 것입니다. 하행 대동맥에 국한된 대동맥 박리증의 경우 현재까지 발표된 문헌상, 내과적 치료만으로 1년 생존율이 70% 이상 보고됩니다. 그러나 약물치료만으로는 대동맥 박리증의 진행 억제를 완벽히 보장할 수 없으며 추적 관찰 중에 대동맥이 파열되는 경우가 있기 때문에 최근에는 인조 혈관 스텐트를 이용한 혈관 내 중재술로 대동맥 박리증을 치료하는 예가 증가하고 있습니다.

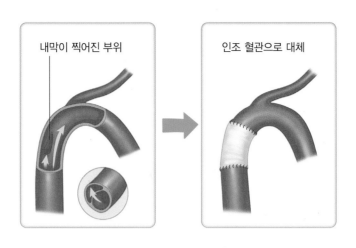

| 대동맥 박리의 외과적 치료 |

2) 대동맥류 (Aortic aneurysm)

대동맥류 환자에서 크기가 5cm 이하의 대동맥류는 약물치료 및 경과 관찰이 가능합니다. 하지만, 대동맥류의 크기가 5cm 이상이 되면 대동맥의 파열 위험도가 25% 이상으로 증가하기 때문에 시술이나 수술의 적응증이 됩니다. 수술은 대동맥 박리증의 치료와 마찬가지로 인조 혈관으로 대동맥류가 있는 혈관을 치환하는 것이며, 시술은 인조 혈관 스텐트를 이용한 혈관내 중재술로 혈류가 대동맥류와 접촉하여 압력이 가해지는 것을 막고 혈전을 유발하여 더 이상 크기가 커지지 않도록 하는 것입니다. 일반적으로 흉부대동맥류는 수술적 치료가 더 많고, 복부 대동맥류는 중재시술적 치료가 더 많이 이루어지고 있습니다. 흉부대동맥류 환자는 대동맥류가 하행 대동맥에 국한된 경우를 제외하면 인조 혈관 스텐트를 이용한 혈관내 중재술의 적응증이 되기 어렵습니다. 왜냐하면 흉부대동맥에서 머리로 가는 여러 중요 혈관들이 인조 혈관 스텐트 삽입으로 혈류가 차단될 수 있기 때문입니다. 하지만 흉부대동맥류의 수술 위험도가 크기 때문에 최근에는 수술과 혈관내 중재시술을 적절히 병행하여 침습을 최소화하는 방법을 선호하고 있습니다.

복부 대동맥류도 개복을 통한 수술 또는 인조 혈관 스텐트를 이용한 혈관내 중재술을 이용하여 치료 가능합니다. 복부 대동맥류는 흉부대동맥류에 비하여 인조 혈관 스텐트를 이용한 혈관내 중재술이 비교적 흔하게 시술됩니다. 이러한 이유는 인조 혈관 스텐트를 삽입하더라도 중요 장기로 가는 혈류를 차단할 가능성이 적고, 시술 후 합병증이 흉부대동맥류 환자에 비해 적기 때문입니다. 또한 인조 혈관 스텐트 제작 기술의 발달로 과거에 적응증이 되지 못한 환자에서도 혈관내 중재술이 많이 시행되고 있습니다.

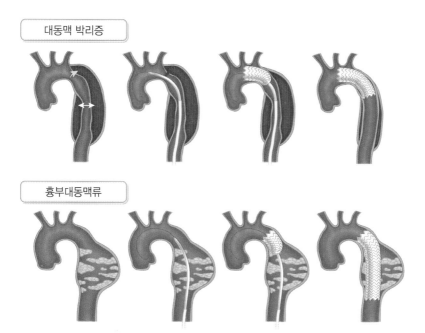

하행 흉부대동맥에 국한된 대동맥 박리증과 대동맥류의 경우 수술적 치료뿐 아니라 인조 혈관 스텐트를 이용한 혈관내 중재술로 치료할 수 있다.

┃ 인조 혈관 스텐트를 이용한 혈관내 중재술 ┃

06 관리와 재발 방지 –
대동맥 질환의 시술이나 수술 후 관리

대동맥 질환에서 인조 혈관 스텐트를 이용한 혈관내 중재술이 발달된 원인은 대동맥 수술이 기타 수술에 비해 위험하고 숙련된 전문의가 아니면 하기 어렵기 때문입니다. 1991년 인조 혈관 스텐트를 이용한 혈관내 중재술이 도입된 이후 대동맥 질환, 특히 대동맥류 환자의 생존율이 많이 높아졌습니다. 그러나 혈관내 중재술은 대동맥 질환을 완전히 제거하는 것이 아닌 혈류를 차단하여 더 큰 문제가 생기지 않도록 예방하는 치료입니다. 복부 대동맥류 환자들을 대상으로 장기간 연구 관찰한 결과를 보면, 혈관내 중재술을 받은 환자는 5년 이후에 대동맥류의 증가, 합병증의 발생, 여러 이유로 재시술을 받는 빈도가 증가한다고 알려져 있습니다. 그러므로 비교적 젊은 환자 및 호흡-심혈관계 합병증의 발생 가능성이 낮은 환자의 대동맥류 치료는 완전 절제가 가능한 수술이 추천됩니다. 다만 복부 대동맥류 환자는 대부분 60세 이상의 고령이고, 허혈성 심장 질환, 폐 질환, 신장기능저하 등의 만성 질환이 있는 수술의 고위험군이 많으며, 환자나 보호자가 수술을 거부하는 경우가 있으므로 혈관내 중재술이 유일한 대안일 수 있습니다.

대부분의 대동맥 환자는 수술이나 시술 후 약물치료와 영상 검사를 병행하여 정기적으로 병원에 내원하여 의료진을 만나야 합니다. 앞서 언급한 바와 같이 약물치료는 주로 혈압과 맥박수를 조절하는 약을 위주로 합니다.

07 결론

    과거 사망률이 높았던 대동맥 질환은 의학 기술 발전으로 완치까지 가능한 질환이 되었습니다. 현재 빈도는 낮지만 심혈관계 질환의 위험 인자와 대동맥 질환의 위험 인자가 많은 부분에서 공통된다는 점을 생각해보면 향후 이 질환의 유병률은 더욱 증가할 것입니다. 대동맥 질환은 무증상이지만 사망 위험도가 높기 때문에 조기 발견이 중요하며, 심혈관 위험 인자가 있는 사람들은 정기적으로 컴퓨터 단층촬영(CT)이나 심장, 복부 초음파 등을 시행하는 것이 좋습니다.